运动损伤预防、评估与康复指导丛书

羽毛球运动损伤的预防与康复训练

主编　人邮体育　周敬滨

副主编　钱　驿　高　奉

人民邮电出版社
北　京

图书在版编目（CIP）数据

羽毛球运动损伤的预防与康复训练 / 人邮体育，周敬滨主编. -- 北京：人民邮电出版社，2024.4
（运动损伤预防、评估与康复指导丛书）
ISBN 978-7-115-60290-9

Ⅰ. ①羽… Ⅱ. ①人… ②周… Ⅲ. ①羽毛球运动－运动性疾病－损伤－预防(卫生)②羽毛球运动－运动性疾病－损伤－康复 Ⅳ. ①R873

中国版本图书馆CIP数据核字(2022)第194861号

内 容 提 要

本书首先介绍了运动损伤的基础知识，接着分析了羽毛球运动的特点、技术动作和易损伤部位，然后对羽毛球运动不同部位常见损伤的症状、诱因、预防指导、处理指导、康复中后期推荐训练计划和重返运动的标志进行了详细讲解，并采用真人示范图解的方式，对康复训练动作进行了展示。最后，本书讲解了关于羽毛球运动损伤的常见疑问与误区。

本书既适合作为运动康复师、专项教练和体能教练等专业人士的运动损伤速查手册，也适合作为专业运动员和运动爱好者的运动损伤科普指南。

- ◆ 主　　编　人邮体育　周敬滨
  副 主 编　钱　驿　高　奉
  责任编辑　刘　蕊
  责任印制　马振武
- ◆ 人民邮电出版社出版发行　　北京市丰台区成寿寺路 11 号
  邮编　100164　　电子邮件　315@ptpress.com.cn
  网址　https://www.ptpress.com.cn
  北京盛通印刷股份有限公司印刷
- ◆ 开本：700×1000　1/16
  印张：10.75　　　　　　　　2024 年 4 月第 1 版
  字数：232 千字　　　　　　 2024 年 4 月北京第 1 次印刷

定价：79.80 元

读者服务热线：(010)81055296　印装质量热线：(010)81055316
反盗版热线：(010)81055315
广告经营许可证：京东市监广登字 20170147 号

CONTENTS

目录

扫描右方二维码添加企业微信。

1. 首次添加企业微信，即刻领取免费电子资源。

2. 加入体育爱好者交流群。

3. 不定期获取更多图书、课程、讲座等知识服务产品信息，以及参与直播互动、在线答疑和与专业导师直接对话的机会。

第 **1** 章

运动损伤基础知识

- 运动损伤类型
- 运动损伤预防
- 运动损伤风险因素
- 急性损伤处理
- 运动损伤评估

1

1.1 运动损伤类型

运动损伤是伴随运动发生的身体损伤。产生运动损伤的原因很多，例如运动技能不熟练、运动前未进行热身或热身不充分、挑战高难度动作及身体存在肌肉或骨骼损伤史等。

运动损伤的类型有很多，通常来说，我们会根据结构或部位，对这些损伤进行分类。

根据结构分类

根据结构分类，即根据身体结构，例如身体的骨骼、关节、韧带、肌肉、肌腱和皮肤等，对运动损伤进行分类。这种分类方法有利于针对身体结构特性分析损伤产生的原因，以及损伤的程度。

骨骼损伤

运动中发生的骨骼损伤，多为骨折或骨裂。四肢中较长的骨，或者与四肢关节相关的骨，发生骨折的风险较高。骨折的类型有很多，根据骨折后骨块有没有分离和移位，可分为无移位骨折和移位骨折。

无移位骨折

无移位骨折通常不伴随其他并发症，没有神经、血管、肌肉和肌腱等的损伤；初次进行X光片检查时甚至可能看不到明显的骨折线，或者能看到骨折线但看不到骨块的移位。图1.1中，骨折处仅有一条骨折线，并且骨的位置没有偏移。多数情况下，这样的骨折用石膏固定治疗即可，但某些部位的无移位骨折也需要进行手术治疗，例如股骨颈骨折等。

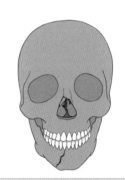

图1.1 无移位骨折

移位骨折

移位骨折指骨块产生了移位的骨折（见图1.2），一般发生在比较长的骨上，例如手臂的肱骨、大腿的股骨和小腿的胫骨等。这种骨折往往会给伤者带来比较大的创伤，骨折处会出现不规则的棱角，容易给周围的软组织带来伤害。移位骨折通常需要进行手术治疗，并且用金属板固定骨折的位置（对骨起到稳定、保护和增加坚固程度的作用）。

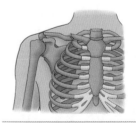

图1.2 移位骨折

注：本书中的解剖图及损伤图仅为示意图。

移位骨折可以根据移位的方向进一步细分为嵌插骨折和分离性骨折，还可以根据骨折后骨块的分离数量进一步细分为单纯性骨折和粉碎性骨折。

 嵌插骨折

嵌插骨折指断骨的两端重叠咬合在一起的骨折，从X光片看，骨的长度变短。嵌插骨折是比较严重的骨折，需要进行手术治疗。嵌插骨折多发生在腕关节，例如在溜冰、滑雪等运动中，摔倒时用手撑地易导致其发生。

粉碎性骨折

粉碎性骨折指骨断裂成三块或以上的骨折，骨折处会出现骨碎片，骨折处周围伴有肿胀或出血现象，软组织受到损伤。这种骨折通常是由较大的外力造成的，属于比较严重的骨折。粉碎性骨折要通过手术将移位的骨复位，并用金属板固定进行治疗。

此外，骨折还包括一些特殊的类型，例如应力性骨折、复合性骨折、骨骺骨折、撕脱骨折和骨折脱位等。

应力性骨折

应力性骨折是一种积累性骨折，是由于肌肉经常处于疲惫状态形成的骨折。肌肉被过度使用，处于疲惫状态，不能及时吸收作用于身体的外力，使得这些外力作用于骨并在持续一段时间后引起骨的轻微损伤，出现不明显的骨裂或骨折现象（见图1.3）。因此，应力性骨折早期不容易被发现，甚至通过X光片检查也不能诊断出有骨折现象。应力性骨折伤者会感到局部的疼痛，做轻负重动作时痛感不明显，跑动或压力大时，会有明显痛感。

应力性骨折早期的主要治疗手段是休息，充分的休息可以促进骨自然愈合。

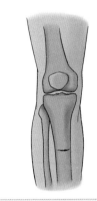

图1.3 应力性骨折

复合性骨折

复合性骨折会兼有多种骨折症状，例如骨发生移位，或者骨折处有粉碎性骨折症状，又或者尖骨划伤软组织，甚至穿透皮肤等。复合性骨折比较严重，通常发生于身体被剧烈碰撞时。进行需要高速跑动的运动项目时易发生复合性骨折，例如足球、橄榄球等运动。

骨骺骨折

骨骺是还处于生长期的儿童和青少年的骨骼在发育过程中，两端软骨中出现的骨化点。骨骺会随着青少年的成长，逐渐变成骨。如果骨折从骨干（骨的两端为骨骺，中间为骨干）部分延伸到骨骺部分，骨骺出现损伤，会影响骨的生长。因此，出现骨骺骨折时，要谨慎处理。

根据骨折发生的位置和严重程度，骨骺骨折可分为索尔特Ⅰ型～Ⅴ型。Ⅰ型和Ⅱ型骨折，由于骨有较强的自我修复能力，一般不需要手术，可通过充分休息使其自愈，并保证受伤部位不要负重；Ⅲ型至Ⅴ型骨折需要通过手术进行治疗修复，但易造成生长障碍，或者产生关节炎。骨骺骨折的发生概率很小，棒球运动中有可能会出现骨骺骨折。

撕脱骨折

撕脱骨折指肌腱或韧带撕裂时，伴随撕脱下来小块的骨，常见于手指。撕脱骨折在棒球运动中的发生概率较大。

骨折脱位

骨折脱位指骨裂时伴随韧带与肌肉的损伤，发生骨裂的骨在关节位置脱位。骨折脱位常发生于跳伞或赛车运动中。

关节与韧带损伤

关节是身体中骨与骨连接的部位，主要由关节面、关节囊和关节腔三部分构成。两块骨连接的面称为关节面，通常上方有软骨覆盖。关节囊是包围关节的软组织，其与关节面共同围成的腔隙为关节腔。关节腔内有关节液，能润滑关节。

此外，关节之间还有韧带连接，韧带是稳定关节的重要结构。

关节扭伤时，往往伴随着韧带损伤。青少年由于骨还处于生长期，坚硬度不够，韧带与骨连接的地方会因拉扯产生骨折，即撕脱骨折；成人骨骼坚硬，更容易发生韧带本身的撕裂。

韧带损伤的具体状况如下。

▶ Ⅰ级损伤

韧带发生轻度撕裂，局部有轻微压痛，外观上可看到局部肿胀。此种程度的损伤对关节活动的影响较小。由于韧带部位血管较少，营养供给不足，所以修复过程较慢。一般来说，Ⅰ级损伤需15～20天才能恢复。

▶ Ⅱ级损伤

韧带局部撕裂较严重，压痛明显，外观肿胀明显。韧带功能部分丧失，关节稳定性轻度受损，影响关节活动。一般来说，Ⅱ级损伤需要20～40天才能恢复。

▶ Ⅲ级损伤

韧带几乎完全断裂，可能伴有明显响声，有剧烈痛感，损伤部位肿胀明显。韧带功能严重受损，关节彻底失去稳定性，严重影响关节活动。一般来说，Ⅲ级损伤需要通过手术进行恢复，恢复期为90～120天（也可能会更长）。

肌肉与肌腱损伤

连接人体关节的肌肉称为骨骼肌。骨骼肌包括肌腹和位于两端的肌腱。通常，人们所说的肌肉指的是骨骼肌的肌腹部分。骨骼肌除了为人体基本运动提供力量之外，对维持关节的稳定性也有重要作用。骨骼肌的常见损伤为拉伤。

拉伤

拉伤的具体状况如下。

▶ Ⅰ级拉伤

肌纤维局部轻微撕裂，患处会有压痛。在拉伸受伤肌肉时，也会产生疼痛。触摸受伤肌肉时，会发现肿胀和产生触痛。Ⅰ级拉伤会影响运动功能的发挥，在高强度运动时，肌肉功能受限更明显。Ⅰ级拉伤在短时间内即可修复。

▶ Ⅱ级拉伤

肌纤维局部撕裂较严重，肌肉在被触摸、拉伸或压迫时有明显或强烈的痛感。肌肉有明显的肿胀现象，甚至可能会出现痉挛。肌肉功能严重受损，力量减弱。一般来说，肌肉修复需经过20～40天。

▶ Ⅲ级拉伤

肌纤维几乎完全断裂，失去运动能力。肌肉有强烈痛感，患处肿胀明显，并且断裂肌纤维周边的肌肉出现痉挛，肌纤维以束状聚在一起。这种拉伤通常是由于肌肉的拉伸或收缩大大超出其运动范围。一般来说，Ⅲ级拉伤需要进行手术治疗，恢复时间为60～90天（或更长时间）。

肌腱炎

肌腱炎是常见的肌腱损伤（见图1.4）。强大的外力损伤会导致肌腱拉伤发生，但肌腱炎更多情况下由慢性损伤导致，即由长期不正确的发力方式，或者长期过度使用某处的肌肉、肌腱导致。网球肘与跑步膝是常见的由慢性损伤导致的肌腱炎。网球肘的出现是由于过度使用前臂伸肌，造成该处肌肉的轻微撕裂、拉伤，以及肌腱发炎。跑步膝的出现是由于大腿外侧的髂胫束与股骨外上髁摩擦过多，使肌腱磨损发炎。

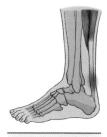

图1.4 肌腱炎

皮肤损伤

常见的皮肤损伤有擦伤、晒伤、水疱和真菌感染等。

擦伤

擦伤指在运动中因摔倒、碰撞和摩擦，或者因衣服不合身、鞋子不合脚等，摩擦皮肤，导致皮肤表面受损（见图1.5）。这样的损伤通常不会很严重，做好清洁和消炎即可。

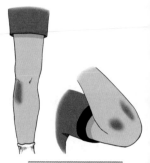

图1.5 擦伤

晒伤

晒伤是户外游泳运动常见的皮肤损伤（见图1.6）。皮肤晒伤会产生灼痛感，受伤部位会出现红肿现象，严重的话还会出现水疱，伤及真皮层。在户外游泳时，皮肤暴露在光线中，并且皮肤在水中更容易吸收紫外线，会加重皮肤晒伤。因此，在光线比较强时进行户外游泳，要涂好防晒霜。

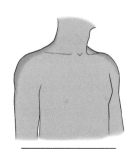

图1.6 晒伤

水疱

水疱常见于脚部（见图1.7），虽然不是严重的问题，但要做好清洁和治疗工作，避免感染和扩大。

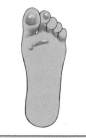

图1.7 水疱

真菌感染

真菌感染主要指脚趾部位的足癣（见图1.8）。在训练室与更衣室等环境中，赤脚走在地上容易感染真菌。此外，不良个人习惯，例如好几天不换袜子，脚又经常处于湿热环境中，再加上鞋子透气性差，很容易感染足癣。真菌感染需要用药物进行治疗。

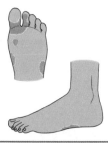

图1.8 真菌感染

根据部位分类

运动损伤也可以按照身体部位大致分为头颈部运动损伤、躯干运动损伤、上肢运动损伤和下肢运动损伤。一般来说，在不同种类的运动中，各部位的损伤风险有所不同，具体和运动特点有关。例如在篮球、足球和跑步运动中，下肢的受伤概率较大；而在乒乓球运动中，损伤多发生在上肢。

头颈部运动损伤

头颈部是人体的重要部位。头部有大脑，颈部有颈椎，而人体重要的神经中枢就位于大脑与椎管中。因此，头颈部受伤的话，情况通常比较严重。头颈部常见的比较严重的运动损伤包括脑震荡、硬脑膜下血肿和颈椎损伤等。

躯干运动损伤

躯干运动损伤主要包括腰部拉伤和慢性腰痛等。

上肢运动损伤

上肢运动损伤主要发生于上肢的关节部位（肩部、肘部、腕部和手部）。肩部的肩袖损伤是常见的上肢运动损伤。其他常见的上肢运动损伤包括肩关节盂唇撕裂、肱二头肌肌腱炎、网球肘、高尔夫球肘、腕管综合征、三角纤维软骨复合体损伤和手指损伤等。

下肢运动损伤

下肢运动损伤在大多数运动中的发生概率较大，尤其是在篮球和足球运动中。这是因为篮球和足球运动中的大部分动作需要下肢发力，臀部、大腿、膝部、踝部和足部都是可能发生损伤的部位。常见的下肢运动损伤包括髋关节盂唇撕裂、髂腰肌肌腱炎、髋内收肌肌腱炎、臀肌拉伤、前交叉韧带损伤、内侧副韧带损伤、半月板损伤、髌腱炎、髌股关节疼痛综合征、踝关节扭伤、跟腱断裂、跟腱炎和足底筋膜炎等。

1.2 运动损伤风险因素

除了高强度运动带来的冲击，运动损伤的发生还受到很多其他方面的因素的影响，例如骨骼、肌肉是否有损伤史，关节活动是否受限，肌肉力量是否不足，是否缺乏本体感觉，或者动作姿势是否不正确等。

损伤史

骨骼与肌肉是实现运动功能的主要器官，如果运动员的骨骼与肌肉有损伤史，会大大提升其发生运动损伤的风险。相关研究表明，在高校开展的足球、橄榄球等运动中，有损伤史的球员发生运动损伤的概率比没有损伤史的球员大几倍。这主要是因为韧带和肌肉的既往损伤会降低其弹性，破坏其平衡，使其运动能力受限，容易因运动中的强大冲击力再次受伤。

关节活动度

关节活动度指关节的有效活动范围，主要通过人体的功能性运动表现出来。活动度可分为主动活动度与被动活动度。主动活动度指人体在进行主动动作过程中表现出来的柔韧性，肌肉活动会参与其中；被动活动度指在肌肉不发生收缩的前提下，身体所表现出来的柔韧性，即关节的活动范围。

关节的活动度与肌肉、韧带分不开。韧带是关节囊的主要组成部分，围绕关节，起到稳定关节的作用。肌肉的柔韧性则决定了关节在动态环境中的活动范围。如果肌肉与韧带的柔韧性差，关节活动度小，运动中很容易造成损伤。举一个很简单的例子。我们都知道在进行比赛或运动前，有必要进行充分的热身，这是因为热身可以让血液流速加快，身体温度升高，与关节相关的韧带、肌肉和肌腱等组织的黏滞性也会随着温度的升高而降低，使得关节润滑度提高，关节活动度变大，从而有效减小运动损伤的发生概率。相反，如果不进行热身，关节各相关组织还处于低温黏滞状态，此时直接开始进行比赛或运动，身体运动范围必然受限，从而增大运动损伤的发生概率。

肌肉力量

身体的力量来自肌肉做功。肌肉力量的大小，决定着身体运动功能的强弱。如果肌肉力量弱小，易造成运动损伤。

动作质量的决定因素

肌肉力量决定动作质量。在神经系统的支配下，有力的肌肉可以配合骨骼做出各种动作，也能承担起足够大的负重。如果肌肉力量弱小，动作做不到位，会导致代偿现象发生，而发生代偿现象是运动损伤的产生原因之一。另外，进行负重训练时，如果肌肉力量不足，也容易引发运动损伤。

维持身体稳定的重要因素

肌肉力量是维持身体稳定的重要因素。核心肌群的力量有维持身体稳定的作用，关节周围肌肉的力量有维持关节稳定的作用，如果这些肌肉或肌群的力量较弱，会影响核心稳定性与关节稳定性，从而引发运动损伤。

不均衡引发运动损伤

肌肉力量不均衡，也是引发运动损伤的原因之一。肌肉力量不均衡会造成不良体态，下交叉综合征就是典型的例子（见图1.9）。在下交叉综合征中，腹部、臀部肌肉力量薄弱，要依靠腰部、背部、大腿前侧的肌肉维持身体平衡，这样会造成身体重心的前移，并产生膝外翻，加重下肢关节的压力，带来运动隐患。

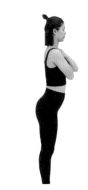

图1.9 下交叉综合征

本体感觉

本体感觉是指无论人体处于何种状态，人体的各运动器官，包括肌肉、肌腱和关节等，所产生的感觉。这种感觉能对人体的位置、空间和状态等产生判断，有利于运动的进行。

本体感觉从低到高分为三个等级。

▶ 第一等级

第一等级指身体运动器官（例如肌肉、肌腱、韧带和关节等）在位置、运动和负重等方面的感觉。

▶ 第二等级

第二等级指小脑对运动的协调感，以及前庭对运动状态和头部空间的感受，表现为平衡感。

▶ 第三等级

第三等级指大脑皮层对运动的整体感觉。

本体感觉有多种感受器，这些感受器除了有感知功能外，还配合神经系统调节人体活动，并保护人体器官。例如人体的骨骼肌与肌腱中存在着肌梭与高尔基腱器，二者都是人体的感受器。肌梭位于骨骼肌中，当肌肉被拉长时，为了避免因过度拉伸而受伤，肌梭会向中枢神经系统发出信号，中枢神经系统反馈信息，使肌肉收缩。高尔基腱器位于肌腹与肌腱的连接处，肌肉收缩时，高尔基腱器会感受到肌肉张力的大小与变化速率；如果肌肉张力过大，超过高尔基腱器阈值时，高尔基腱器就会产生神经冲动，传入神经中枢，引起反射，使肌肉放松。

本体感觉的缺失，并且无论是哪一等级的缺失，都会给运动带来感觉障碍，引发运动损伤。

动作姿势

动作姿势正确在运动过程中是非常重要的。错误的动作姿势，轻则导致运动水平降低，重则引发运动损伤。动作姿势可分为两类，一类是静态姿势，另一类是动态姿势。

静态姿势

静态姿势指人体处于放松状态的姿势，例如坐姿、站姿和卧姿。静态姿势是运动的预备阶段，静态姿势不标准或不正确，会影响运动水平的发挥。

动态姿势

动态姿势是在空间内任何时间、任何运动平面组合中保持最佳瞬时旋转轴的能力，用通俗的话来说，就是在动态姿势中，身体各部位在运动中都处于合理的位置，才能产生最高的工作效率。就像在一个简单的投掷动作中（例如投铅球），如果髋关节缺乏稳定性和平衡能力，扭动旋转位置有偏差，前期的助跑力量就不能有效地传递给上肢，而上肢向后收以储存势能及后续向前、向上做投掷动作时，会缺乏一个稳定的平台，导致不但发挥不出正常的投掷水平，还容易造成运动损伤。

正确姿势

首先，正确的姿势要求肌肉处于平衡状态——无论是长度，还是弹性，都在最佳状态。人体在做一个动作时，除了由主动肌收缩发力之外，还需要协同肌协同收缩做功，拮抗肌舒张配合。如果拮抗肌弹性不好，舒张有限，会限制主动肌的收缩程度，影响动作效果，关节会偏离最佳角度，甚至产生关节与韧带的磨损，久而久之造成损伤。

其次，正确的姿势讲究人体中立位（见图1.10）。人体中立位即人体在站立时，从正面观察，头部端正，没有外斜或扭转，双肩高低齐平，肩部自然下沉放松，双脚保持与臀部宽度相同且可略向外打开；从侧面观察，肩部、脊柱、膝部和脚踝，从上到下连成一条垂直于地面的直线；从背面观察，从后颈到臀部中心，再到双脚中间位置的连线，可以形成一条垂直于地面的直线。

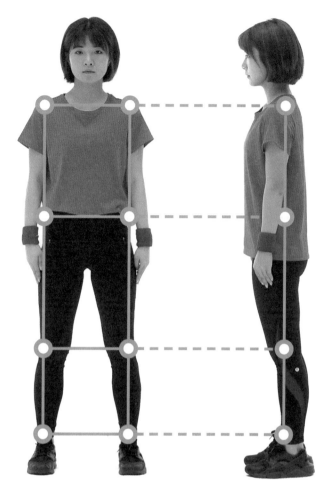

图1.10 人体中立位（正面和侧面）

　　当处于运动中时，人体的姿势是在不断变动的，并且需要在不同的动作中保持平衡。运动中平衡的保持也有几个原则。例如在进行举重类动作或爆发力很强的跳跃动作时，需要保持脊柱的挺直状态，即通常要求的背部保持挺直；在进行硬拉类动作或跳跃类动作时，要求耳部、肩部和髋部在同一平面上。这样身体的稳定性就会大大提升，可有效减小受伤概率。

1.3 运动损伤评估

　　仅仅依靠伤处的外观、响声与伤者的感受，并不能对损伤做出科学、完整的判断，因为我们并不能洞察伤处内部结构的变化，以及内部器官具体的状况，这些需要借助现代医疗器械和手段来了解。常见的运动损伤医学评估手段有询问病史、体格检查和影像检查。

询问病史

　　伤者就医时，医生首先关注的是伤者什么地方不舒服，损伤是怎么产生的，这种情况有多久了，有没有接受过检查和治疗等。有时，仅通过病史的询问就能基本判断伤者的损伤情况。伤者自身对这些情况的记忆清楚，能够很好地帮助医生进行诊断，或者进行下一步检查和治疗。

体格检查

　　运动损伤的体格检查包括视、触、动、量和查体试验5个部分。

1　视　视，指对伤者损伤部位的直接观察和伤者相关身体情况的观察。例如针对膝关节痛的伤者，医生可能不仅要观察其膝关节的情况，还要观察其下肢整体有没有膝内翻或膝外翻等问题。

2　触　触，指医生通过查体手法触摸伤处，明确有没有压痛、积液等情况。

3　动　动，指医生观察伤者有没有活动受限或异常的情况。

4　量　量，指医生利用尺子等工具对伤者肢体围度等指标进行测量，使用情况相对较少。

5　查体试验　当医生大致确定可能是哪些损伤或疾病时，会要求伤者配合，主动或被动地完成一些动作，即"查体试验"。

　　门诊或急诊的诊室中，医生会对伤者选择性地进行体格检查，来判断伤者的损伤情况。视、触、动、量和查体试验都十分依赖伤者的配合，如果伤者无法很好地配合，可能会出现检查结果错误或无法进行检查的情况。

影像检查

影像检查是利用大型医学设备进行的检查。运动损伤常需进行的影像检查包括X光片检查、CT扫描、磁共振成像（MRI）检查和超声检查等。磁共振成像（MRI）也常常被称为核磁共振成像（NMRI），两者实际进行的是同一种检查。影像检查常常不是必需的，但也可能需要同时做多种影像检查。

X光片检查

X光片检查在骨骼损伤的评估中使用率非常高，因为它可以直观地反映骨骼的整体状况。X光片检查的原理是X线穿过伤者时会被其身体和衣物阻挡，剩余的X线被伤者后方的接收板吸收，在经过计算机处理后显示出阻挡X线的物体的轮廓。阻挡X线的量的多少与组织的密度有关。骨骼对X线的吸收量相对周围组织更多，所以在X光片中能够与其他组织清楚地区别并显示出来；剩下的肌肉、韧带等软组织的密度比较接近，所以在X光片上很难分辨。

CT扫描

CT扫描的原理也是利用X线进行检查，但它的扫描方式不同，显示的是身体某个部位的连续横截面图像，因此能够观察更细微的骨骼损伤，对少部分的肌肉软组织损伤也有一定的诊断价值。

磁共振成像（MRI）检查

磁共振成像（MRI）检查利用磁场进行检查，因此要求伤者身上没有磁性金属，才能进行检查。磁共振成像检查能区分肌肉、肌腱和韧带等软组织结构，也能显示骨髓的炎症情况，因此主要用于诊断韧带与肌肉等软组织损伤。应力性骨折的早期评估也依赖磁共振成像检查。磁共振成像检查不具有辐射性，但检查时间长，每台设备每日能检查的病人数量相对较少，因此常常需要提前预约。

超声检查

超声检查指利用超声波对皮下的肌肉和韧带等软组织进行观察。超声检查的适用范围类似磁共振成像检查，但是超声检查过程的所有图像无法都提供给门诊医生，所以多数情况下评估价值不如磁共振成像检查。但超声检查时间较短，价格相对便宜，所以在无法立刻进行磁共振成像检查的情况下，超声检查也有很高的实用价值。

1.4 运动损伤预防

运动损伤的发生，虽然会受到客观因素（例如装备不合适和场地不平整等）的影响，但如果要从根本上减小运动损伤的发生概率，重要的是提升自身身体素质，例如从关节活动度、柔韧性、肌肉力量、神经肌肉功能等方面着手，并在运动前做好热身，运动后做好恢复。

关节活动度

关节活动度指关节的有效活动范围，是衡量人体运动功能的重要指标之一。它受关节解剖结构及周围肌肉、韧带等软组织的弹性和延展性的影响，一旦受限，人体将无法以符合生物力学机制的方式完成日常生活和运动任务，从而极易受伤，还很有可能出现慢性疼痛问题，影响生活、工作。

提升关节活动度的方法包括肌筋膜放松、静态拉伸、动态拉伸、本体感觉神经肌肉易化（PNF）拉伸和手法矫正等。

柔韧性

柔韧性指肌肉、肌腱和韧带等软组织在关节处能被拉伸的程度。良好的柔韧性可以提升关节的灵活度，扩大关节活动范围，提升韧带与肌肉的弹性、延展性，使韧带与肌肉不容易被拉伤。因此，良好的柔韧性可以保护身体少受意外伤害。

提升柔韧性的方法就是做拉伸运动，或者利用泡沫轴对筋膜进行按摩和放松。拉伸运动有多种形式，例如主动拉伸、被动拉伸、动态拉伸、静态拉伸、弹震式拉伸和PNF拉伸等。

肌肉力量

肌肉力量是通过肌肉收缩克服和对抗阻力完成运动的能力。针对运动损伤的预防，优秀的肌肉力量是抵抗外力与控制身体稳定的重要因素。只有具备良好的肌肉力量，才能使动作更精准、协调性更强、更经济，延缓疲劳感的产生，从而有效减小运动损伤的发生概率。

肌肉力量的提升可通过抗阻训练来达成。在抗阻训练的过程中，肌肉会因对抗压力受到充分的刺激，肌纤维出现结构上的微损；在抗阻训练结束后，肌肉得到充分休息，并补充足够的蛋白质，肌纤维得到修复、增多，并且功能得到强化，以抵抗外界更大的阻力，最终肌肉力量得到提升。

神经肌肉功能

神经肌肉功能训练是各种综合训练的集合。常见的神经肌肉功能训练包括生活功能训练和本体感觉训练。

生活功能训练主要适用于生活功能明显受限的人群，例如损伤或手术后早期、神经功能受损的人，主要内容为在康复师的指导和帮助下，逐步完成一些日常生活中的活动，例如步态正确的行走等。

本体感觉训练是下肢运动损伤的预防和康复训练中常见的内容，主要以平衡性训练的形式进行，而平衡性训练主要针对核心稳定性展开。核心区域指包括腹部、腰椎、骨盆和髋部的肌肉与骨骼在内的区域，核心肌群控制着身体姿势、腰椎的稳定性，以及身体的平衡。在核心稳定性训练的过程中，核心肌群不断地收缩与放松以提升身体对平衡变化的体察能力，并及时调整，最终使核心肌群能自如控制身体平衡，减小运动损伤的发生概率。

热身与恢复

运动前进行热身可以使体温在短时间内升高，肌肉摆脱僵硬状态，柔韧性得到提升，关节也会变得更灵活。运动后的恢复，不仅是为了让肌肉消除紧张感，也是为了让肌肉得到充分的休息与修复时间，以变得更强壮有力。热身与恢复所带来的这些改变，最终可以提升训练效率，并降低运动损伤风险。

热身

热身运动有很多，常见的有慢跑、开合跳和跳绳等。这些全身运动可以在短时间内提升心率，让身体快速升温，进入运动状态。需要注意的是，选择热身运动时应遵循以下几项原则。

1. 应包括动态拉伸运动（见图1.11），提升肌肉弹性与关节灵活性。

2. 应结合专项动作。

3. 运动强度不要太大，不要热身至疲劳状态。

4. 应进行预防运动损伤性质的热身，例如关节要充分活动，主要肌肉要充分活动。

5. 如果要比赛，在热身即将结束时，可将动作速度提升至比赛时的动作速度。

　　热身时间控制在10~15分钟。注意热身结束到进入正式运动的过渡阶段的时间保持在5~10分钟。如果过渡时间太长，体温会下降，失去了热身的意义；如果过渡时间太短，正式运动时容易产生疲劳感。另外，如果是比赛，半场休息时也可以做短时冲刺热身，这有利于下半场的运动表现。

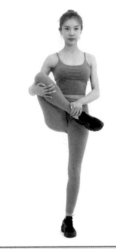

图1.11 动态拉伸运动

恢复

　　恢复方法除了有充足的休息时间，还需要在运动后第一时间对身体肌肉进行拉伸和放松，使肌纤维舒展开来，以促进肌肉恢复良好状态。另外，运动过程中产生的代谢废物——乳酸，会造成肌肉的酸痛感，而拉伸与放松运动能促进乳酸等代谢废物快速排出，有效减轻运动疲劳与肌肉酸痛感。运动后恢复一般选用静态拉伸（见图1.12）的方法。

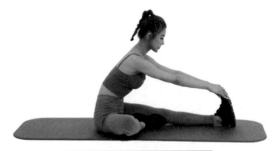

图1.12 静态拉伸运动

1.5 急性损伤处理

常见的急性损伤处理方式主要是一些英文缩写指代的损伤处理原则，包括RICE原则、PRICE原则、POLICE原则和PEACE & LOVE原则。这些原则适用的情景类似，多数情况下只需牢记并应用其中一种原则。

RICE原则

RICE是四个步骤的英文名称的首字母组合，具体内容如下。

Rest　休息，指首先停止一切运动，包括受伤后立即停止运动和在恢复期内避免进行激烈的运动，将损伤程度降到最低。

Ice　冰敷，指在损伤发生后，在尽量短的时间内，快速冰敷伤处。具体做法为将冰块敲成小块，用干净的布包起来，然后放在伤处（不可以将冰块直接放在伤处）。这样可减缓伤处的血流速度，放慢细胞的新陈代谢，减轻疼痛。冰敷持续15~20分钟后拿下冰块，等伤处温度回升后，再继续冰敷，直至伤处有麻木感。冰敷时每隔5分钟左右要查看一下伤处，以避免发生冻伤的情况。冰敷的总体持续时间要视伤处的症状而定。

Compression　加压包扎。加压包扎一方面能抑制伤处流血，减少出血量；另一方面可以限制伤处的活动，减少对伤处的伤害。包扎四肢时，在绷带下垫一层硬物，压住伤处。

Elevation　抬高，指将伤处抬高处理。这是为了减少血液流向伤处，并减少血液渗出。抬高要持续至肿胀消除为止。

PRICE原则

PRICE是五个步骤的英文名称的首字母组合，分别是Protect、Rest、Ice、Compression和Elevation。PRICE原则的大部分内容与RICE原则相同，区别在于P，即Protect。

Protect　保护，指在损伤发生后，应立即停止活动，保护受伤的部位，避免受伤部位二次受伤或负重。

POLICE原则

POLICE是五个步骤的英文名称的首字母组合，分别是Protect、Optimal Loading、Ice、Compression和Elevation。POLICE原则的大部分内容和PRICE原则相同，区别在于OL，即Optimal Loading。

Optimal Loading　最优负荷，指倡导适当负重与运动。康复训练应该从受伤后立刻开始，一味地休息不仅不利于恢复，而且会产生很多问题。

PEACE & LOVE原则

PEACE & LOVE原则是2019年新提出的急性损伤处理原则。PEACE包括五个步骤：Protection，Elevation，Avoid anti-inflammatory modalities，Compression和Educate。其中，Avoid anti-inflammatory modalities和Educate是新提出的。LOVE包括Load、Optimism、Vascularisation和Exercise四个步骤，主要用于亚急性期（使用PEACE原则进行一定程度的恢复后）。

Avoid anti-inflammatory modalities　避免使用消炎药。损伤后组织发炎的过程也是自我愈合的过程，所以不能过度抑制炎症。但另一方面，组织伤后持续炎症也是影响愈合和肢体功能恢复的重要因素。因此，具体用药方式需要听从医生的建议。

Educate　正确教育。除了上述急性期的建议，医疗人员也要做好正确的卫生教育。某些治疗，例如电疗、徒手治疗或针灸等，早期对于疼痛可能有帮助，长期来看，每个人的治疗反应可能不相同。正确的卫生教育，可以有效避免过度治疗。

Load　适当负重。积极的活动、训练等，对于大部分伤者来说是有益处的。如果伤者可以忍受，早期给予其机械式刺激，加上适当负重，可以强化其肌腱、肌肉和韧带的修复，促进其复原，也可以有效避免过度治疗。

Optimism　保持乐观。大脑在伤后复原的过程中扮演着关键角色，忧郁、恐惧等负面心理可能会影响复原。

Vascularisation　保持血液循环畅通。适当的身体活动，有助于增加受伤组织的血流量。在不造成疼痛的前提下，尽早活动受伤部位，增加有氧运动，可以恢复功能，降低止痛药需求。

Exercise　运动训练。运动训练能够恢复关节的活动能力、强化肌肉力量和提升本体感觉，是康复治疗的重要组成部分。

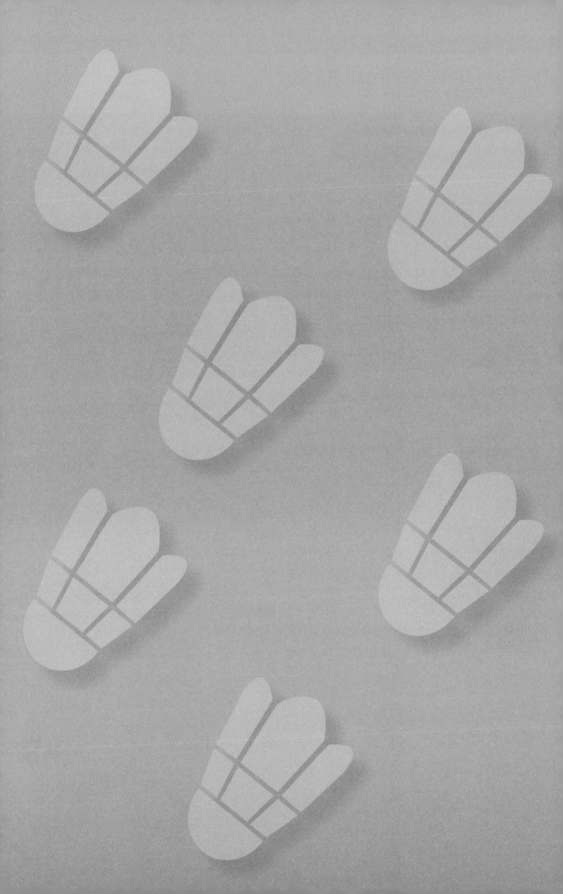

第2章

羽毛球运动常见损伤

- 羽毛球运动特点
- 羽毛球运动动作分析
- 羽毛球运动易损伤部位

2.1 羽毛球运动特点

　　羽毛球运动是持拍击球、隔网对抗的球类项目。虽然对阵双方分立于球网两侧，不存在直接的身体接触，但并不代表羽毛球运动是一项强度低、轻松的运动。羽毛球运动的显著特点是强度高、间歇短，且比赛总时长不固定，对参与者的体能水平要求极高。此外，羽毛球运动还具有速度快、特定部位受力多的特点。这些特点都是运动损伤的重要诱因。

强度高、间歇短

　　在羽毛球运动的每一个回合，对阵双方通常要进行多次快速击球，在这个过程中，参与者要预判球的落点、快速向落点移动和以合适的方式用力击球，几乎不停歇，运动强度非常高。两个回合之间，参与者只有非常短暂的休息时间。而对于一场羽毛球比赛来说，时长是不固定的，尤其在对阵双方技术水平和临场发挥水平相当时，每回合拍数往往较多，整场比赛的时间会拉长。因此，羽毛球运动参与者往往需要在一个较长的时间段内进行强度较高而间歇较短的运动，体能消耗非常大，这会增大发生运动损伤的概率。

速度快

　　羽毛球运动是速度最快的持拍类运动——羽毛球的飞行速度可超过400千米/时。因此，参与者要想进行高质量的回球，必须精准地预判来球的落点，更重要的是，在极短的时间内让自己移动到有利的击球位置，然后通过合适的击球方式回球。在这个过程中，参与者要急起急停，快速移动、变向，一旦使用了不标准、不适当的步法，就很有可能使膝部、踝部等重要部位突然受到过大的压力，从而发生运动损伤。此外，参与者移动不到位，极有可能导致击球的技术动作变形，这也容易引发运动损伤。

特定部位受力多

　　羽毛球运动速度快，所以参与者经常需要快速地切换不同的技术动作，进行精准且强有力的击球，这会导致他们的多个身体部位承受较大压力，尤其是在技术动作存在错误时。例如，参与者回球时，经常需要急起急停，膝部、踝部和足部都会承受较大压力；扣杀时，要执行跳跃、过肩挥拍和落地动作，膝部、肩部和腕部会承受较大压力。这些都有可能引发运动损伤。

2.2 羽毛球运动动作分析

快速启动与急停

　　移动到位是高质量回球的重要基础，所以羽毛球运动参与者需要在自己所在的半场内不停地快速启动与急停。快速启动时，参与者一侧脚的前脚掌快速蹬地，对侧脚快速抬高，身体快速朝移动方向冲出；急停时，参与者的迈步脚快速蹬地制动，同时屈膝，降低身体重心。在整个过程中，膝部、踝部和足部会承受较大的压力。

多方向移动

　　步法是羽毛球运动的关键技术之一，重要性不亚于击球。在羽毛球运动中，参与者需要使用垫步、并步和跨步等基本步法组成的步法组合，向各个方向快速移动。在这个过程中，整个下肢都会承受较大的压力。如果参与者未能很好地掌握基本步法，则难以高效地应用适合的步法，这不仅会降低移动效率，还会导致下肢承受更大压力。

过肩挥拍

　　羽毛球运动的击球动作多种多样，可以根据击球位置，分为击上手球（击球点在肩部以上的球）和击下手球（击球点在肩部以下的球）。参与者击上手球时需要使用过肩挥拍的动作，如在击高远球、扣杀球时。在这个过程中，参与者要大幅度地向后引拍，然后用力挥拍，肩部会承受较大的压力。

跳跃

　　羽毛球运动的跳跃动作主要发生在扣杀时：参与者需要同时伸展踝部、膝部和髋部，高高跃起；借助核心力量，在腾空过程中完成高质量的扣杀；落地时，屈髋、屈膝，缓冲地面的反作用力。在跳跃过程中，参与者的下肢会承受较大的压力，可能出现膝内扣、下肢轴线不稳等变形的技术动作，这会导致身体承受的压力进一步增大。

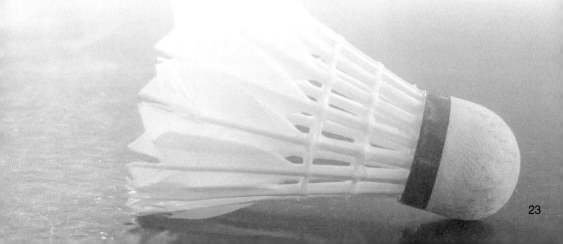

2.3 羽毛球运动易损伤部位

据统计，羽毛球运动中最易损伤的部位是下肢，占所有损伤的69.6%，其中，膝部损伤率最高，占所有损伤的22.7%，包括膝部韧带损伤、半月板损伤及磨损导致的骨关节病；踝部损伤率次之，占所有损伤的17.4%，主要是踝部扭伤与跟腱损伤，跟腱损伤又分为跟腱炎与跟腱断裂。下肢损伤主要与羽毛球的强度高和速度快的特点有关，参与者在快速启动与急停、多方向移动和跳跃的过程中，下肢承受压力较大，一旦相关技术掌握不到位，会在疲劳状态下出现身体稳定性下降、技术动作变形的情况，极易发生运动损伤。

羽毛球上肢损伤相较其他挥拍类运动较少，但也占所有损伤的16.9%，其中、肩部和腕部损伤率接近，分别占上肢损伤的1/3，剩下是肘部及上臂、前臂的损伤。上肢损伤以劳损性损伤为主，包括肩袖损伤、腕肌腱炎等，但也可能会发生前臂肌腱的急性拉伤。上肢损伤的主要诱因是在过肩挥拍、快速击球等动作中，关节承受较大压力。

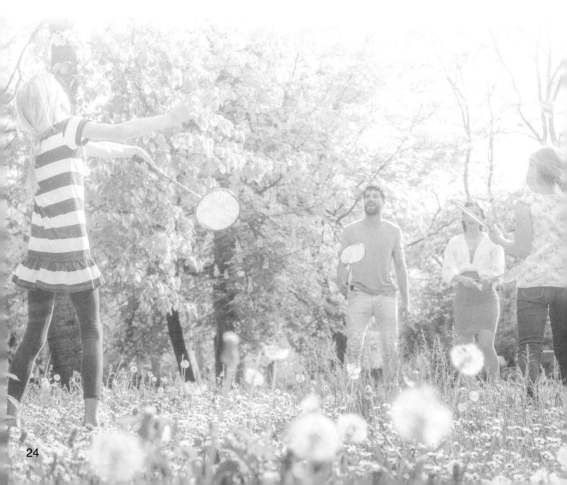

第**3**章
膝部损伤的
预防与康复

- 膝部解剖学
- 膝部常见损伤

3.1 膝部解剖学

膝关节由胫股关节（由胫骨近端与股骨远端构成）和髌股关节（由髌骨与股骨远端构成）组成，主要运动为矢状面上的屈曲与伸展、水平面上的内旋与外旋。

肌肉

前面观

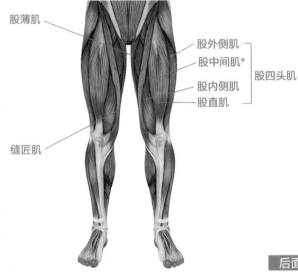

股薄肌
股外侧肌
股中间肌*
股内侧肌 } 股四头肌
股直肌
缝匠肌

肌肉介绍

股直肌：起于髂前下棘，止于胫骨粗隆，具有使膝关节伸展和髋关节屈曲的功能。

股内侧肌：起于股骨粗线内侧唇，止于胫骨粗隆，具有使膝关节伸展的功能。

股外侧肌：起于股骨粗线外侧唇，止于胫骨粗隆，具有使膝关节伸展的功能。

股中间肌*：起于股骨体前面，止于胫骨粗隆，具有使膝关节伸展的功能。

股薄肌：起于耻骨下支，止于胫骨近端内侧，具有使膝关节屈曲和内旋、髋关节屈曲和内收的功能。

缝匠肌：起于髂前上棘，止于胫骨近端内侧，具有使膝关节屈曲和内旋，以及髋关节屈曲、外旋和外展的功能。

肌肉介绍

半腱肌：起于坐骨结节，止于胫骨近端内侧，具有使膝关节屈曲和内旋、髋关节伸展、骨盆后倾的功能。

半膜肌：起于坐骨结节，止于胫骨内侧髁后面，具有使膝关节屈曲和内旋、髋关节伸展、骨盆后倾的功能。

股二头肌：长头起于坐骨结节，短头起于股骨粗线外侧唇，整体止于腓骨头，具有使膝关节屈曲和外旋、髋关节伸展、骨盆后倾的功能。

腓肠肌：内侧头起于股骨内上髁后面，外侧头起于股骨外上髁后面，远端通过跟腱附着于跟骨结节，具有使膝关节屈曲、踝关节跖屈的功能。

后面观

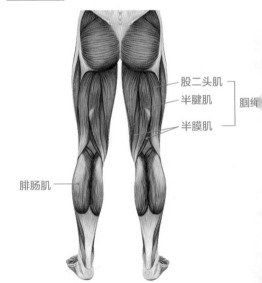

股二头肌
半腱肌 } 腘绳
半膜肌
腓肠肌

注：*指深层肌肉，全书余同。

骨骼和韧带

前面观

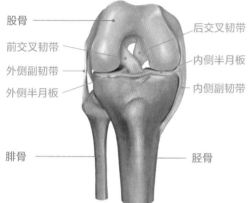

股骨
前交叉韧带
外侧副韧带
外侧半月板
腓骨

后交叉韧带
内侧半月板
内侧副韧带
胫骨

后面观

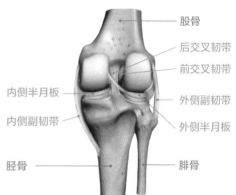

内侧半月板
内侧副韧带
胫骨

股骨
后交叉韧带
前交叉韧带
外侧副韧带
外侧半月板
腓骨

骨骼和韧带介绍

股骨：人体最长的骨，由近端、股骨体和远端构成，也被称为大腿骨。

胫骨：与腓骨构成小腿，是人体第二长的骨。

腓骨：与胫骨构成小腿，呈三棱柱状，是人体最细的长骨。

半月板：新月形的纤维软骨盘，分内、外侧且二者分别位于胫骨内侧髁、外侧髁的顶部，可减小关节面的摩擦力和压力，并通过改善膝关节的吻合度来提升其稳定性。

前交叉韧带：起于股骨外侧髁内侧，止于胫骨髁间隆起的前侧，可稳定膝关节，防止胫骨过度前移、股骨过度后移，防止膝关节过度伸展、外翻、内翻和在水平面上过度旋转，也被称为前十字韧带。

后交叉韧带：起于股骨内侧髁外侧，止于胫骨髁间隆起的后侧，可稳定膝关节，防止胫骨过度后移、股骨过度前移，防止膝关节过度屈曲、外翻、内翻和在水平面上过度旋转，也被称为后十字韧带。

内侧副韧带：起于股骨内上髁，止于胫骨内侧髁，可稳定膝关节，防止膝关节外翻、过度伸展，也被称为胫侧副韧带。

外侧副韧带：起于股骨外上髁，止于腓骨头，可稳定膝关节，防止膝关节内翻、过度伸展，也被称为腓侧副韧带。

★ 髌骨：包绕于股四头肌肌腱中的籽骨，活动度大，异常滑动或半脱位的风险高，也被称为膝盖骨。

★ 髌韧带：位于膝关节囊前面，从髌骨的下缘向下止于胫骨粗隆，可以帮助伸膝及稳定膝关节。

3.2 膝部常见损伤

髌股关节疼痛综合征

　　髌股关节疼痛综合征以膝关节前方疼痛为主要症状，是引起羽毛球运动者膝关节前方疼痛的常见病因。其发病机制尚不清楚，但可能与髌股关节的受力异常有关。

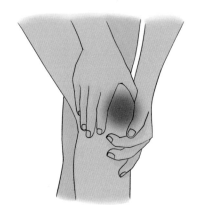

症状

疼痛　跑步、跳跃或上下楼时，感到轻度至重度的疼痛。髌骨后方感到轻度至重度的疼痛。久坐时，感到轻度至重度的疼痛。髌骨下方有轻度至重度的压痛。

肿胀　多数情况无肿胀。

影像检查　膝关节X光片检查可能发现退行性改变、骨刺、股骨滑车形态异常、髌骨外倾等。膝关节磁共振成像检查可能发现髌股关节软骨损伤，也可能完全正常。

其他表现　可能会出现髌骨不稳或膝关节不稳。

诱因

- 髌骨顶部受到压迫。
- 髌骨在股骨槽中的轨迹发生偏离。
- 髌骨脱位和半脱位反复发生。
- 股四头肌和臀肌（臀部）无力或股四头肌、腘绳肌和小腿肌肉紧张。
- 过度运动。
- 体重过重。
- 存在膝关节损伤史。
- 使用不恰当的运动装备或器材。
- 运动技术不标准。
- 打球场地不适合。

预防指导

- 拉伸膝关节和相邻关节处的肌肉，如股四头肌、阔筋膜张肌、臀大肌、小腿三头肌等。
- 强化膝关节和相邻关节处肌肉的力量，如臀中肌、腘绳肌、股四头肌、臀大肌等。
- 提升膝部肌肉的耐力和离心收缩能力。
- 优化下肢髋关节、膝关节、踝关节的协同发力模式，避免膝关节过度受力。
- 日常生活中注意膝关节的休息放松，避免过度劳累，注意保暖。运动前进行充分热身；运动中，注意保护膝关节，尤其跳起落地或救球时，减小受伤概率；运动后及时拉伸放松，也可以由治疗师进行各种技术的放松。
- 纠正打球姿势，移动接球和跳起落地时不要膝内扣。
- 穿合适的运动鞋，以及在平坦的场地打球。

处理指导

急性期

- 停止当前产生疼痛的运动。
- 冰敷。
- 如果症状逐步加重，膝关节肿胀不消退，或者伤病反复发作，去医院检查。
- 口服或外用非甾体抗炎药。

非急性期

- 理疗。常用的有脉冲短波治疗、微波治疗等。
- 按摩。
- 髌骨松动手法治疗。
- 口服或外用非甾体抗炎药。
- 合并足弓异常的，使用矫形鞋垫对膝关节疼痛可能起到缓解作用。
- 进行拉伸练习，尤其是股四头肌、腘绳肌、阔筋膜张肌等。
- 进行肌力强化练习，尤其是股四头肌和臀中肌。
- 进行闭链练习，如靠墙静蹲等，强化膝盖附近肌肉。

康复中后期推荐训练计划

页码	动作名称	动作图片	训练频率	单次训练	要点提示
98	站姿－大腿前侧拉伸		1次/天	30秒×3组	一侧腿站立，另一侧腿向后屈膝

续表

页码	动作名称	动作图片	训练频率	单次训练	要点提示
99	后弓步走		1次/天	10次×3组	屈膝90度
100	窄距-半蹲		1次/天	10次×3组	双脚开立小于肩宽，屈膝半蹲
101	跪姿-大腿前侧拉伸		1次/天	30秒×3组	拉伸侧屈膝到最大活动范围
102	侧卧-股四头肌拉伸		1次/天	30秒×3组	侧卧位，拉伸侧屈膝到最大活动范围
103	热身-膝关节		1次/天	20次×3组	屈膝90度
104	半蹲		1次/天	10次×3组	双脚开立与肩同宽，屈膝半蹲
105	俯卧扭转-股四头肌拉伸		1次/天	30秒×3组	屈膝，髋关节外旋90度
106	被动拉伸-侧卧式屈膝		1次/天	30秒×3组	侧卧位，拉伸侧屈膝到最大活动范围
107	迷你带-半蹲-侧向走		1次/天	10次×3组	屈膝半蹲，躯干略前倾

重返羽毛球运动

● 膝关节疼痛减轻至不影响跳跃，膝关节活动度恢复正常，伤侧股四头肌力量接近对侧的90%，同时股四头肌、腘绳肌、小腿肌肉恢复柔韧性，可重返羽毛球运动。

髌腱炎

　　髌腱是连接胫骨与髌骨的肌腱。髌腱炎又叫"跳跃者膝"，是发生在髌腱上的轻微损伤或胶原蛋白退化变性。该损伤常发生在跳跃和转向较多的运动中，例如羽毛球、足球、篮球、排球等运动。

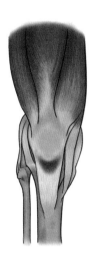

症状

疼痛　与伸膝活动相关，疼痛位置位于髌腱，常在近端或远端，也可能合并髌骨上缘的疼痛。按压髌腱会有疼痛。

其他表现　可能出现被动屈膝困难。

影像检查　磁共振成像检查可以发现髌腱变性，但不是必需的检查。

诱因

● 下肢肌肉，尤其是臀部肌群与大腿肌群，如果使用过多，经常处于疲劳状态，会引起髋关节、膝关节稳定性降低，造成股骨内旋和膝关节外翻，导致双下肢长度不一致，并且形成肌肉的不平衡状态，给关节带来压力，尤其是膝关节。再加上过度劳累的股四头肌和腘绳肌，处于紧张状态，会将压力转嫁给髌腱，导致髌腱劳损。

● 髌腱的过度使用。髌腱向下连接胫骨，向上连接髌骨，以及再往上的股四头肌，如果跳跃动作太多，髌骨承受压力过大，易造成髌腱损伤。

● 股四头肌的柔韧性差，腘绳肌过度紧张，这样也会将压力转嫁给髌腱。

● 打球场地的地面过于坚硬，球鞋不合适。如果地面太硬，做跳跃动作时，膝部缓冲性差，易对髌腱造成压力和损伤。

预防指导

- 拉伸股四头肌、腘绳肌、髂腰肌、臀大肌。
- 强化股四头肌、腘绳肌、臀中肌力量。
- 优化跳跃动作，例如跳起扣杀后的落地姿势。
- 提升平衡能力、本体感觉。

处理指导

急性期

- 休息，减少引起疼痛的动作。
- 口服或外用非甾体抗炎药。

非急性期

- 理疗。如冲击波或超声波治疗，能促进组织恢复。冲击波治疗后24小时内避免剧烈运动。
- 在后期炎症与疼痛消失后，可针对下肢和骨盆区域进行力量训练。
- 优化跳跃动作，提升下肢稳定性。

康复中后期推荐训练计划

页码	动作名称	动作图片	训练频率	单次训练	要点提示
98	站姿 – 大腿前侧拉伸		1次/天	30秒×3组	一侧腿站立，另一侧腿向后屈膝
99	后弓步走		1次/天	10次×3组	屈膝90度
100	窄距 – 半蹲		1次/天	10次×3组	双脚开立小于肩宽，屈膝半蹲

续表

页码	动作名称	动作图片	训练频率	单次训练	要点提示
101	跪姿－大腿前侧拉伸		1次/天	30秒×3组	拉伸侧屈膝到最大活动范围
102	侧卧－股四头肌拉伸		1次/天	30秒×3组	侧卧位，拉伸侧屈膝到最大活动范围
103	热身－膝关节		1次/天	20次×3组	屈膝90度
105	俯卧扭转－股四头肌拉伸		1次/天	30秒×3组	屈膝，髋关节外旋90度
106	被动拉伸－侧卧式屈膝		1次/天	30秒×3组	侧卧位，拉伸侧屈膝到最大活动范围
107	迷你带－半蹲－侧向走		1次/天	10次×3组	屈膝半蹲，躯干略前倾
108	瑞士球－单腿下蹲		1次/天	10次×3组	一侧腿伸直，另一侧腿屈膝约90度下蹲至臀部接触瑞士球

重返羽毛球运动

● 症状减轻，物理治疗的疗程结束后，可重返羽毛球运动。

内侧副韧带损伤

内侧副韧带损伤指膝关节内侧副韧带部分或完全撕裂。内侧副韧带是膝关节内侧的稳定结构，在膝关节受到强大的外翻应力时可能出现损伤，并且损伤后会导致膝关节外翻不稳。内侧副韧带损伤可能合并前交叉韧带损伤和半月板损伤，常发生于肢体接触较多的运动中，如橄榄球运动，以及转身、扭动较多的运动中，如羽毛球、足球等运动。

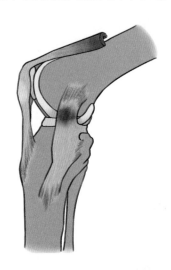

症状

疼痛 膝关节内侧疼痛。

影像检查 利用磁共振成像检查可直接观察内侧副韧带的损伤情况。

其他表现 关节活动受限。

肿胀 膝关节内侧肿胀，合并前交叉韧带损伤或半月板损伤时，会出现整个膝关节肿胀。

诱因

● 在运动中进行变向或转体时，膝部在扭转的过程中，内侧副韧带受到较大拉伸力，造成损伤。这种诱因较为常见。在大腿与小腿不同步扭转时，如小腿与足部处于静止状态，而躯干与大腿发生扭转，就造成了膝部扭转，内侧副韧带受到强力拉伸。

● 下肢过度劳累。在疲劳状态下，胫骨外旋、股骨内旋造成下肢塌陷，内侧副韧带因受到拉伸力伸展度加大，提升损伤风险。

● 核心稳定性不足。核心缺乏稳定性，造成下肢动作没有稳定的平台，会增加内侧副韧带的受伤风险。

预防指导

- 拉伸腘绳肌、股四头肌。
- 强化臀中肌、股四头肌、腘绳肌力量。
- 提升平衡能力、本体感觉、抗冲击能力。
- 优化落地姿势。
- 运动前热身，运动时佩戴护具。

处理指导

急性期

- 根据PRICE原则治疗，减轻疼痛和肿胀。
- 及时就医，尽早固定伤处。根据损伤情况，固定工具包括石膏和膝关节支具等。

非急性期

- 多数内侧副韧带损伤可以通过保守治疗逐步恢复。保守治疗包括膝关节石膏或支具固定、关节活动度训练、力量训练等康复治疗。
- 合并膝关节其他韧带损伤时需要手术治疗。

康复中后期推荐训练计划

页码	动作名称	动作图片	训练频率	单次训练	要点提示
98	站姿－大腿前侧拉伸		1次/天	30秒×3组	一侧腿站立，另一侧腿向后屈膝
99	后弓步走		1次/天	10次×3组	屈膝90度
100	窄距－半蹲		1次/天	10次×3组	双脚开立小于肩宽，屈膝半蹲
101	跪姿－大腿前侧拉伸		1次/天	30秒×3组	拉伸侧屈膝到最大活动范围

续表

页码	动作名称	动作图片	训练频率	单次训练	要点提示
102	侧卧 – 股四头肌拉伸		1次/天	30秒 × 3组	侧卧位，拉伸侧屈膝到最大活动范围
103	热身 – 膝关节		1次/天	20次 × 3组	屈膝90度
104	半蹲		1次/天	10次 × 3组	双脚开立与肩同宽，屈膝半蹲
105	俯卧扭转 – 股四头肌拉伸		1次/天	30秒 × 3组	屈膝，髋关节外旋90度
109	深蹲跳		1次/天	10次 × 3组	下蹲至大腿与地面平行，跳起后保持身体伸展
110	单腿下蹲训练		1次/天	10次 × 3组	一侧腿支撑且屈膝下蹲至大腿与地面平行
106	被动拉伸 – 侧卧式屈膝		1次/天	30秒 × 3组	侧卧位，拉伸侧屈膝到最大活动范围
107	迷你带 – 半蹲 – 侧向走		1次/天	10次 × 3组	屈膝半蹲，躯干略前倾
108	瑞士球 – 单腿下蹲		1次/天	10次 × 3组	一侧腿伸直，另一侧腿屈膝约90度下蹲至臀部接触瑞士球

重返羽毛球运动

- 不同损伤程度，重返羽毛球运动的时间不同。短则3到4周，长则半年。
- 对于损伤严重且有高功能需求的运动员，在重返羽毛球运动之前，需要去医院复查，经系统评估后方可重返羽毛球运动。

半月板损伤

半月板损伤是指膝关节内的半月板撕裂或断裂。半月板位于胫骨平台上，是半月形的软骨，起到缓冲和减震的作用。半月板损伤在肢体接触较多、容易发生碰撞的运动中易出现。羽毛球运动中，半月板损伤经常与前交叉韧带损伤一同出现。

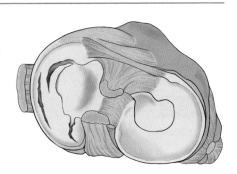

症状

疼 痛　膝关节内侧/外侧有疼痛感。按压膝关节或小腿转动时，有明显痛感。

肿 胀　损伤发生的48小时内会有肿胀现象，或有关节积液。

影像检查　膝关节磁共振成像检查是半月板损伤的主要诊断性检查。

其他表现　关节活动度受限，多数情况主要是肿胀、疼痛导致膝关节不能伸直或弯曲到最大限度。可能出现膝关节绞锁现象。如果半月板撕裂部分持续卡压在髁间窝，可能出现持续的屈膝受限现象。

诱因

● 在运动中进行变向时，膝部在扭转的过程中产生半月板损伤。这种诱因最为常见。在大腿与小腿不同步扭转时，如小腿与足部处于静止状态，而躯干与大腿发生扭转，这就造成了膝部扭转，半月板易损伤。

● 下肢过度劳累，造成股骨过度内旋。股骨过度内旋造成膝关节外翻，使膝关节稳定性降低，压力增大，提升半月板受伤风险。

● 核心稳定性不足。核心缺乏稳定性，下肢动作不稳定，提升半月板受伤风险。

预防指导

● 拉伸股四头肌、腘绳肌、臀中肌。

● 强化臀中肌、股内侧肌力量。

● 提升膝关节稳定性。

● 运动前热身。

处理指导

急性期

● 可在损伤后48小时内，根据PRICE原则处理，稳住病情，预防损伤进一步加重。

● 积极采用消肿和抗炎的治疗。

非急性期

● 立即就诊。多数情况需要手术治疗。

● 术前、术后都需要进行康复训练。

康复中后期推荐训练计划

页码	动作名称	动作图片	训练频率	单次训练	要点提示
98	站姿 – 大腿前侧拉伸		1次/天	30秒 ×3组	一侧腿站立，另一侧腿向后屈膝
99	后弓步走		1次/天	10次 ×3组	屈膝90度
100	窄距 – 半蹲		1次/天	10次 ×3组	双脚开立小于肩宽，屈膝半蹲
101	跪姿 – 大腿前侧拉伸		1次/天	30秒 ×3组	拉伸侧屈膝到最大活动范围
102	侧卧 – 股四头肌拉伸		1次/天	30秒 ×3组	侧卧位，拉伸侧屈膝到最大活动范围

续表

页码	动作名称	动作图片	训练频率	单次训练	要点提示
103	热身–膝关节		1次/天	20次×3组	屈膝90度
104	半蹲		1次/天	10次×3组	双脚开立与肩同宽，屈膝半蹲
105	俯卧扭转–股四头肌拉伸		1次/天	30秒×3组	屈膝，髋关节外旋90度
109	深蹲跳		1次/天	10次×3组	下蹲至大腿与地面平行，跳起后保持身体伸展
110	单腿下蹲训练		1次/天	10次×3组	一侧腿支撑且屈膝下蹲至大腿与地面平行
106	被动拉伸–侧卧式屈膝		1次/天	30秒×3组	侧卧位，拉伸侧屈膝到最大活动范围
107	迷你带–半蹲–侧向走		1次/天	10次×3组	屈膝半蹲，躯干略前倾
108	瑞士球–单腿下蹲		1次/天	10次×3组	一侧腿伸直，另一侧腿屈膝约90度下蹲至臀部接触瑞士球

重返羽毛球运动

● 绝大多数半月板损伤都需要手术治疗。治疗方式包括切除和缝合2种，采用切除方式治疗的运动员重返羽毛球运动的时间为2~3月，采用缝合方式治疗的运动员约需半年。重返羽毛球运动时要求疼痛、肿胀消失，关节活动度恢复，伤侧下肢肌力达对侧的90%。

前交叉韧带损伤

前交叉韧带是膝关节内稳定膝关节重要的韧带之一，也是羽毛球运动中膝关节内常损伤的韧带。根据损伤程度，前交叉韧带损伤可分为部分撕裂和完全撕裂。这两种情况下的急性期患者的主观感受相似，可能后者疼痛、肿胀会更显著。

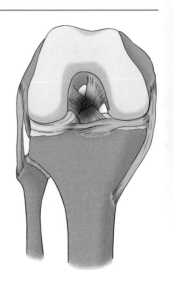

症状

疼 痛 膝关节处有疼痛感，负重时尤为明显，合并半月板损伤或内侧副韧带损伤时关节线有压痛。

肿 胀 损伤引起内部出血，导致膝关节处快速肿胀。

声 音 韧带完全断裂时，可能有断裂声。

关节活动度 膝关节内出血肿胀导致屈伸膝活动受限。

影像检查 膝关节磁共振成像检查可以直接观察前交叉韧带的损伤情况。有时急性期部分撕裂和完全撕裂在磁共振成像检查中无法准确鉴别，需要在麻醉后进行关节度松弛性检查。

诱因

● 给膝关节带来较大负荷的特定动作。特定动作包括快速启动、急停和变向等。在羽毛球运动中，个体为了保持灵活，通常处于膝关节屈曲的低重心状态，此时膝关节处于不稳定的状态，面对角度刁钻的快速球，为了接球，可能会扭伤膝关节。

● 错误的动作模式。下肢动作模式会影响韧带、软骨和骨骼上的负荷，错误的动作模式会大大提升前交叉韧带损伤的风险。接球时姿势扭曲，或者跳起落地时髋关节和膝关节的屈曲程度不够，很容易发生前交叉韧带损伤。

● 髋关节和膝关节肌群力量不足。个体对髋关节和膝关节的动态控制能力较差，膝关节易外翻，从而造成前交叉韧带承受较大负荷。

- 核心稳定性不足。核心是身体的中心，是身体运动链的中枢部分，它可以整合近端与远端的力量，有效传递力，为身体运动提供稳定的平台。对下肢来说，下背部、脊柱、髋部的稳定有力，核心本体感觉功能的准确性，都是确保下肢顺利进行运动的重要因素。核心力量弱、核心稳定性差，是造成前交叉韧带损伤的重要原因。

预防指导

- 拉伸髂腰肌、股四头肌、腘绳肌、小腿三头肌。
- 强化臀中肌、臀小肌、股四头肌、核心肌群（如腹直肌、腹内斜肌、腹外斜肌、腹横肌）的力量。
- 优化落地缓冲模式和急停、切步、转向动作模式。

处理指导

急性期

- 可在损伤后24小时内，根据PRICE原则，做出正确、及时的处理。
- 根据疼痛、肿胀等症状进行判断，如疑似发生前交叉韧带损伤，尽快就医。

非急性期

- 进行必要的检查，如有需要，接受手术治疗。
- 术前、术后或无须手术治疗时，在医生和康复师的指导下，逐步开始康复治疗。

康复中后期推荐训练计划

页码	动作名称	动作图片	训练频率	单次训练	要点提示
98	站姿－大腿前侧拉伸		1次/天	30秒×3组	一侧腿站立，另一侧腿向后屈膝
99	后弓步走		1次/天	10次×3组	屈膝90度

续表

页码	动作名称	动作图片	训练频率	单次训练	要点提示
100	窄距－半蹲		1次/天	10次×3组	双脚开立小于肩宽，屈膝半蹲
101	跪姿－大腿前侧拉伸		1次/天	30秒×3组	拉伸侧屈膝到最大活动范围
102	侧卧－股四头肌拉伸		1次/天	30秒×3组	侧卧位，拉伸侧屈膝到最大活动范围
103	热身－膝关节		1次/天	20次×3组	屈膝90度
104	半蹲		1次/天	10次×3组	双脚开立与肩同宽，屈膝半蹲
107	迷你带－半蹲－侧向走		1次/天	10次×3组	屈膝半蹲，躯干略前倾
108	瑞士球－单腿下蹲		1次/天	10次×3组	一侧腿伸直，另一侧腿屈膝约90度下蹲至臀部接触瑞士球
111	侧卧－直腿抬腿		1次/天	20次×3组	上抬腿的膝关节完全伸直，髋关节外展至最大限度

重返羽毛球运动

● 疼痛和肿胀消失，伤侧下肢肌力恢复至对侧的90%，伤侧单脚跳跃距离达对侧的90%，可重返羽毛球运动。

膝关节骨性关节炎

膝关节骨性关节炎是膝关节退行性改变，关节软骨变性、磨损，关节骨赘增生，滑膜炎性改变产生一系列关节疼痛、活动受限的症状。羽毛球运动是一项易磨损关节软骨的运动。膝关节骨性关节炎一旦发生便不可逆，但症状可以经治疗后好转。

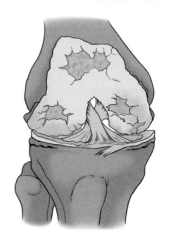

症状

疼 痛 膝关节疼痛，主要是行走、跑跳、上下楼时。羽毛球运动者的膝关节骨性关节炎最早常出现在膝关节内侧，所以以内侧疼痛为主，严重时，不动也疼。

影像检查 X光片检查能判断膝关节骨性关节炎的程度，但要观察具体软骨损伤的情况，则需要进行膝关节磁共振成像检查。

其他表现 严重时膝关节活动度受限。　　　　**肿 胀** 膝关节可能呈现时好时坏的肿胀。

诱因

● 有膝关节损伤史会提升罹患关节炎的风险。

● 青少年进行羽毛球运动可能导致发育性膝内翻，以后容易患膝关节内侧骨性关节炎。

● 过度使用膝关节。

预防指导

● 拉伸股四头肌、腘绳肌、臀中肌、臀大肌、髂腰肌。

● 强化股四头肌、腘绳肌、臀中肌力量。

● 提升核心稳定性、足踝稳定性。

● 优化上下楼梯姿势、跑步姿势。

● 疼痛时避免跑步、爬山、下楼梯等动作。

处理指导

急性期

● 可以使用非甾体抗炎药。

● 类固醇皮质激素或富血小板血浆注射都能在一段时间内减轻炎症。

非急性期

● 保持关节活动。研究表明，常规运动比通过休息来保持关节润滑、减缓关节磨损效果更好。

● 向关节腔内注射玻璃酸钠能起到补充关节液和润滑关节的作用。

● 膝关节肌力训练。

● 减轻体重。

康复中后期推荐训练计划

页码	动作名称	动作图片	训练频率	单次训练	要点提示
98	站姿－大腿前侧拉伸		1次/天	30秒×3组	一侧腿站立，另一侧腿向后屈膝
99	后弓步走		1次/天	10次×3组	屈膝90度
100	窄距－半蹲		1次/天	10次×3组	双脚开立小于肩宽，屈膝半蹲
101	跪姿－大腿前侧拉伸		1次/天	30秒×3组	拉伸侧屈膝到最大活动范围

续表

页码	动作名称	动作图片	训练频率	单次训练	要点提示
103	热身－膝关节		1次/天	20次×3组	屈膝90度
104	半蹲		1次/天	10次×3组	双脚开立与肩同宽，屈膝半蹲
109	深蹲跳		1次/天	10次×3组	下蹲至大腿与地面平行，跳起后保持身体伸展
107	迷你带－半蹲－侧向走		1次/天	10次×3组	屈膝半蹲，躯干略前倾
108	瑞士球－单腿下蹲		1次/天	10次×3组	一侧腿伸直，另一侧腿屈膝约90度下蹲至臀部接触瑞士球

重返羽毛球运动

● 疼痛被控制后即可重返羽毛球运动。

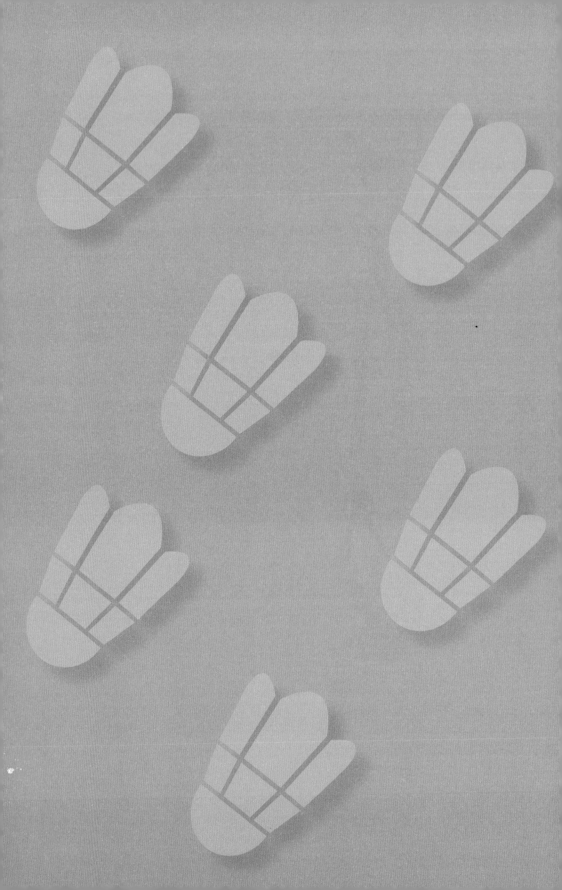

第**4**章
足部和踝部损伤的预防与康复

- ■ 足部和踝部解剖学
- ■ 足部和踝部常见损伤

4

4.1 足部和踝部解剖学

足部和踝部关节包括近端的距小腿关节、距下关节、跗横关节等，以及远端的跗跖关节、跖趾关节和趾骨间关节等，主要运动为矢状面上的背屈与跖屈、冠状面上的内翻与外翻、水平面上的内收与外展、组合运动中的旋前与旋后。其中，距小腿关节（通常被称为踝关节）由胫骨下关节面、内踝关节面、腓骨外踝关节面及距骨滑车构成，主要运动为矢状面上的背屈与跖屈。

肌肉

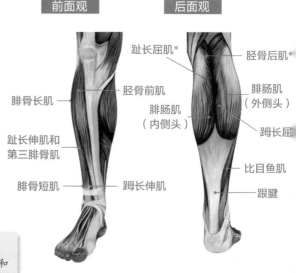

前面观　　　后面观

趾长屈肌*
胫骨后肌*
腓骨长肌
胫骨前肌
腓肠肌（外侧头）
腓肠肌（内侧头）
𧿹长屈
趾长伸肌和第三腓骨肌
比目鱼肌
腓骨短肌
𧿹长伸肌
跟腱

肌肉介绍

胫骨前肌：起于胫骨外侧面近端三分之二处和骨间膜，止于内侧楔骨内侧面和第一跖骨底，具有使踝关节背屈和足内翻的功能。

趾长伸肌：起于胫骨外侧髁、腓骨内侧面近端四分之三处和邻近骨间膜，止于外侧四趾的中节和远节趾骨底，具有使踝关节背屈、足外翻、足趾（𧿹趾外四趾）伸展的功能。

𧿹长伸肌：起于腓骨前面和邻近骨间膜，止于𧿹趾远节趾骨底，具有使踝关节背屈、𧿹趾伸展的功能。

第三腓骨肌：起于胫骨外侧髁、腓骨内侧面近端四分之三处和邻近骨间膜，止于第五跖骨底，具有使踝关节背屈和足外翻的功能。

腓骨长肌：起于腓骨外侧面，止于内侧楔骨外侧面和第一跖骨底，具有使踝关节跖屈和足外翻的功能。

腓骨短肌：起于腓骨外侧面，止于第五跖骨粗隆，具有使踝关节跖屈和足外翻的功能。

肌肉介绍

腓肠肌：见"3.1 膝部解剖学"中的相关内容。

比目鱼肌：起于胫骨和腓骨后面上部，远端通过跟腱附着于跟骨结节，具有使踝关节跖屈的功能。

胫骨后肌*：起于胫骨、腓骨和骨间膜的后面，止于舟骨粗隆、楔骨和第二至第四跖骨底，具有使踝关节跖屈和足内翻的功能。

趾长屈肌*：起于胫骨后面中部，止于第二至第五趾远节趾骨底，具有使踝关节跖屈和足趾（𧿹趾外四趾）屈曲的功能。

𧿹长屈肌*：起于腓骨后面远端三分之二处，止于𧿹趾远节趾骨底，具有使踝关节跖屈、足内翻和𧿹趾屈曲的功能。

跟腱：腓肠肌和比目鱼肌共同构成的全身最长、最强大的肌腱。

骨骼和韧带

外侧面观　　　　　　　　　　　　　　　　**内侧面观**

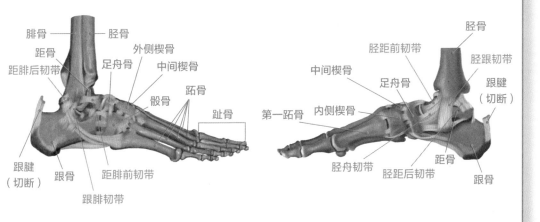

骨骼和韧带介绍

胫骨：见"3.1膝部解剖学"中的相关内容。

腓骨：见"3.1膝部解剖学"中的相关内容。

跗骨：位于足部后侧，共7块，分别为距骨、跟骨、足舟骨、骰骨、外侧楔骨、中间楔骨、内侧楔骨。

跖骨：位于足部中央，共5块，由内向外依次为第一至第五跖骨。

趾骨：位于足部前侧，共14块，由内向外依次为第一至第五趾骨，其中第一趾骨只有2节骨（近节、远节趾骨），第二至第五趾骨均有3节骨（近节、中节、远节趾骨）。

外侧副韧带：包括距腓前韧带、距腓后韧带和跟腓韧带，三者均起于腓骨外踝，分别止于距骨颈、距骨后突和跟骨；可稳定踝关节外侧，限制踝关节内翻；整体易发生扭伤，其中，距腓前韧带较为薄弱，最易扭伤，距腓后韧带较为发达，不易撕裂。

内侧副韧带：包括胫舟韧带、胫跟韧带、胫距后韧带和胫距前韧带，四者均起于胫骨内踝，分别止于舟骨粗隆、载距突、距骨内侧结节和距骨；可稳定踝关节内侧，限制踝关节外翻；也被称为三角韧带。

4.2 足部和踝部常见损伤

踝关节韧带损伤

踝关节韧带包括外踝韧带、内踝韧带和下胫腓联合。羽毛球运动中的大多数踝关节韧带损伤是足内翻扭伤。足内翻扭伤会导致踝关节内侧或外侧韧带的不同程度（可分为Ⅰ级、Ⅱ级、Ⅲ级）的撕裂，以外侧韧带损伤最为常见。

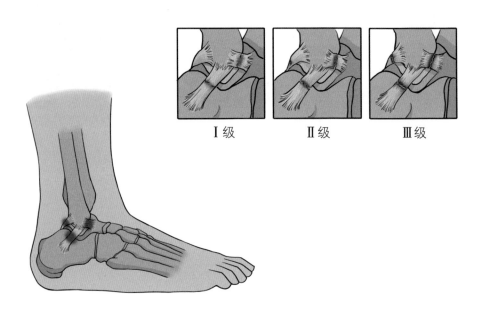

Ⅰ级　　　　　Ⅱ级　　　　　Ⅲ级

症状

肿胀 急性期肿胀可能持续数天；非急性期表现为随活动量增加或减少，肿胀加重或减轻。

疼痛 踝关节损伤侧出现疼痛，踝关节另一侧由于扭伤时骨头间的撞击也会出现疼痛。非急性期，由于踝关节不稳定，继发踝关节前方撞击综合征时，踝关节前方会出现疼痛。

其他表现 扭伤后数天内出现皮下瘀斑；踝关节僵硬；自觉踝关节不稳，不敢负重或剧烈运动。

影像检查 磁共振成像检查能直接观察踝关节韧带的情况。可利用X光片检查判断是否合并骨折。

诱因

- 打球姿势不正确，导致接球时踝关节呈现内翻扭伤的趋势。
- 下肢力量不足，尤其是踝关节周围肌肉力量不足。踝关节周围肌肉是踝关节的动态稳定结构。踝关节周围肌肉力量不足可能是一直存在的，也可能是长时间运动后疲劳产生的。
- 伤后没有充分休息就再运动。

预防指导

- 拉伸小腿三头肌。
- 强化踝关节周围肌肉力量。
- 提升运动中的专注度，减少意外扭伤。
- 优化接球、追球和跳跃运动模式。
- 运动前充分热身，在伤后重返运动早期使用肌贴进行保护。

处理指导

急性期

- 根据PRICE原则处理。
- 疼痛、肿胀明显，需及时就医，确定是否骨折。
- 伤后早期积极佩戴踝关节护具，有助于恢复。
- 口服或外用非甾体抗炎药。
- 在负重行走明显疼痛期间，使用双拐来帮助行走。

非急性期

- 根据医生的建议，逐步摘除踝关节护具。伤后早期，佩戴踝关节护具的时间除了下地走路或其他下地活动时，还有睡眠时。
- 踝关节活动锻炼和力量锻炼。
- 功能锻炼和本体感觉训练。
- 初次患单纯踝关节外侧韧带损伤通常不需要手术治疗，合理的保护固定后伤处可逐步愈合；但之后踝关节反复不稳的患者需要去医院做进一步检查。
- 伤后早期重返羽毛球运动时可佩带护具或使用肌贴，以防二次受伤。

康复中后期推荐训练计划

页码	动作名称	动作图片	训练频率	单次训练	要点提示
112	被动拉伸–动态坐式拉动脚踝		1次/天	10次×3组	拉伸侧踝关节内翻
113	主动拉伸–动态坐式转动脚踝		1次/天	10次×3组	拉伸侧踝关节环绕旋转
115	弹力带–坐姿–单侧踝背屈		1~2次/天	20次×3组	踝背屈到最大活动范围
114	弹力带–坐姿–单侧踝跖屈		1~2次/天	20次×3组	踝跖屈到最大活动范围
109	深蹲跳		1次/天	10次×3组	下蹲至大腿与地面平行，跳起后保持身体伸展
117	单脚–站立		1~2次/天	10秒（单脚支撑稳定后开始计时）×3组	一侧腿站立，另一侧腿向后屈膝约90度

重返羽毛球运动

● 在疼痛和炎症消失后，患侧踝关节活动度与对侧一致，且下肢肌肉力量恢复90%以上，可重返羽毛球运动。对于高水平的运动人群，重返无限制的羽毛球运动前可进行下肢平衡和功能测试的评估，或者参考医生的建议。

跟腱断裂

跟腱断裂容易发生在旋转动作、身体扭转动作较多的运动中，如羽毛球、足球、篮球等运动。跟腱断裂的发生，和跟腱炎或热身不充分有关系。

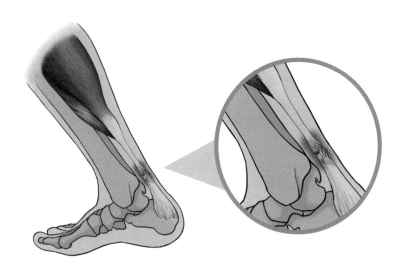

症状

疼 痛　跟腱断裂会引发剧痛。

声 音　跟腱断裂时，踝关节会发出声响。

其他表现　肌腱功能丧失，患者不能负重和行走。

关节活动度　踝关节活动度受限。

影像检查　超声检查和踝关节磁共振成像检查都能清楚地显示跟腱是否断裂，但多数情况下医生仅靠患者的损伤史、症状和体格检查结果就可以判断。

诱因

● 前足负重伸膝状态下的后足突然离地、踝关节中立位下突然背伸等。

● 40~60岁的中年男性肌腱发生退化较明显，而运动量并没有因此而明显下降，造成此人群跟腱发生断裂的概率增大。

● 当所承受拉力导致跟腱拉伸超过原长度4%时，跟腱便会有受伤和断裂的危险。在高强度运动中，特别是需要用力起跳或急转急停的运动中，足的位置频繁快速转换，造成跟腱需要在不稳定的位置承受小腿肌群突然的过度或不协调收缩，引起跟腱承载负荷不均匀，导致跟腱受伤，而在跟腱处于疲劳状态时可能造成跟腱的断裂。

预防指导

- 拉伸腓肠肌、比目鱼肌和跟腱。
- 强化小腿后侧肌群的力量训练，提升跟腱、肌肉承受负荷的能力。
- 提升跟腱的弹性和韧性。
- 优化跑步与跳跃的动作模式。
- 在运动前做好充分热身，在踝关节处使用护具或贴扎保护，跟腱处出现疲劳或疼痛应立即停止运动。

处理指导

急性期

- 立即去医院进行石膏固定或者手术处理。

非急性期

- 保守治疗。在脚跟处打石膏，进行固定，直至肌腱愈合。
- 手术治疗。采用哪种方法，视具体情况和医生建议而定。
- 按摩。按摩能促进人体的血液循环和新陈代谢，对伤处康复有益。
- 康复训练。
- 可穿鞋跟较高的鞋子，减轻跟腱压力。

康复中后期推荐训练计划

页码	动作名称	动作图片	训练频率	单次训练	要点提示
112	被动拉伸－动态坐式拉动脚踝		1次/天	10次×3组	拉伸侧踝关节内翻
115	弹力带－坐姿－单侧踝背屈		1次/天	20次×3组	踝背屈到最大活动范围

续表

页码	动作名称	动作图片	训练频率	单次训练	要点提示
114	弹力带－坐姿－单侧踝跖屈		1次/天	20次×3组	踝跖屈到最大活动范围
109	深蹲跳		1次/天	10次×3组	下蹲至大腿与地面平行，跳起后保持身体伸展
117	单脚－站立		1次/天	10秒（单脚支撑稳定后开始计时）×3组	一侧腿站立，另一侧腿向后屈膝90度
116	坐姿－小腿拉伸		1次/天	30秒×3组	拉伸侧膝关节完全伸直
118	直腿－腓肠肌拉伸		1次/天	30秒×3组	俯卧位，直臂双手撑地，膝关节完全伸直

重返羽毛球运动

- 经过力量训练，相关部位恢复力量与活动范围。
- 受伤后2~3个月后才可以进行健身房健身，8周后可以跑步，半年后可进行带有旋转等改变方向的运动。
- 完全恢复重返羽毛球运动，一般在1年以上。

跟腱炎

　　跟腱是由腓肠肌、比目鱼肌的肌腱向下汇合于跟骨结节处形成的肌腱，呈V字形。跟腱的过度使用，会破坏肌腱的胶原纤维及其排列方式，刺激肌腱产生液态物质，形成跟腱炎。羽毛球运动中，跟腱炎的常见原因是足跟负荷过重，两次训练之间的恢复时间不足。在发生跟腱炎的运动员中，60%~80%的运动员认为，训练强度或持续时间的突然变化或增加会导致跟腱炎。

症状

疼痛　脚后跟后侧疼痛。慢性，长期疼痛，在运动时疼痛加剧。在踝跖屈和踝背屈的过程中，痛点会转移。

影像检查　踝关节磁共振成像检查和超声检查可以发现纺锤形增厚的跟腱，同时伴有跟腱内信号变化。

肿胀　如果跟腱发炎并发生撕裂，脚跟肌腱处有肿块。

诱因

- 腓肠肌力量弱。虚弱的腓肠肌，导致跟腱要承受更多负荷，引发跟腱炎。
- 腓肠肌紧张。腓肠肌紧张，会拉动跟腱，使跟腱张力增大。
- 过度足内翻。过度足内翻会让双脚受力不均，跟腱偏离正常位置，导致肌腱承受更大的压力。
- 跑步时跨步太大。大跨步会使身体重心不稳，且对双脚的冲力更大，易导致跟腱炎。
- 鞋袜不合脚。
- 短时内大量加大运动量。这会给跟腱带来异于平时的压力，使跟腱因难以适应高强度运动而发炎。
- 热身不充分，肌肉和肌腱未能进入运动状态，弹性不足。
- 旧伤复发。

- 错误的站姿。站姿不良会使双腿负重不同，造成肌肉受力不平衡，跟腱负重不对称，易引发局部炎症。
- 其他因素。跟腱炎是多因素引发的，内在或外在的危险因素与导致肌腱负荷承受能力降低或导致肌腱超负荷的运动模式有关。髋部神经肌肉控制不足，踝关节背屈和距下关节活动度异常，体重增加均是治疗过程中可以解决的内在危险因素。

预防指导

- 拉伸腓肠肌、比目鱼肌和跟腱。
- 强化小腿后侧肌群的力量训练，提升跟腱、肌肉承受负荷的能力。
- 提升跟腱的弹性和韧性。
- 优化跑步与跳跃的动作模式。
- 在进行体育锻炼和运动训练时要遵守循序渐进的原则，逐渐增加运动量和提升运动强度。当跟腱出现疼痛或不适症状时，应及时调整运动负荷或变换练习内容，避免或减少对跟腱的刺激。

处理指导

急性期

- 停止刺激跟腱的运动，及时就医。
- 使用具有舒张血管作用的乳霜。
- 每天冰敷跟腱2~3次，每次可敷15分钟。

非急性期

- 动态休息。可以采用不让跟腱感到疼痛的运动，例如骑自行车、游泳等。
- 拉伸。在跟腱未感受到疼痛的前提下，对小腿肌肉进行拉伸，如直腿小腿拉伸或屈腿小腿拉伸。
- 经常用泡沫轴放松小腿肌肉，尤其是腓肠肌。
- 跟腱疼痛消失后，进行强化腓肠肌力量的练习。
- 如果跟腱疼痛、肿胀连续数日不退，影响行走，需要及时就医。
- 可穿鞋跟较高的鞋子，减轻跟腱压力。

● 纠正站姿，使身体达到平衡状态。

● 离心运动。收缩肌肉使跟腱延长，产生的伸展应力能够使跟腱里的血流减少，从而有效缓解症状。

康复中后期推荐训练计划

页码	动作名称	动作图片	训练频率	单次训练	要点提示
112	被动拉伸–动态坐式拉动脚踝		1次/天	10次×3组	拉伸侧踝关节内翻
115	弹力带–坐姿–单侧踝背屈		1次/天	20次×3组	踝背屈到最大活动范围
114	弹力带–坐姿–单侧踝跖屈		1次/天	20次×3组	踝跖屈到最大活动范围
109	深蹲跳		1次/天	10次×3组	下蹲至大腿与地面平行，跳起后保持身体伸展
117	单脚–站立		1次/天	10秒（单脚支撑稳定后开始计时）×3组	一侧腿站立，另一侧腿向后屈膝约90度

重返羽毛球运动

● 疼痛完全消失，才可重返羽毛球运动。

足底筋膜炎

足底筋膜，是从脚后跟一直延续到跖骨的筋膜带，它在保持脚部弓形、维持脚部着地时的稳定性、帮助脚部推离地面等方面，都发挥着作用。但如果足弓过高，或者小腿肌肉过紧，会导致筋膜的过度拉伸，从而形成足底筋膜炎。在跑步运动中，运动者易发生足底筋膜炎，并且需要较长的时间才能恢复健康。

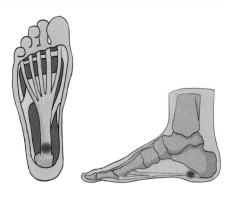

症状

疼 痛 脚后跟内部疼痛，尤其是早上起床后。疼痛会放射至足底中心位置和足弓。脚跟底部有压痛。

影像检查 足部X光片检查可能发现很长的骨刺，但这种骨刺和症状的出现及消失没有直接关系，只是提示足底筋膜有慢性应力异常。

其他表现 严重时不能正常行走。

诱因

● 足弓过高。高足弓会带给筋膜较大的张力。

● 小腿肌肉紧张，会拉动跟腱，并连带拉动跟骨和足底筋膜，导致足底筋膜炎。

● 跑步时间过长且没有休息。

● 脚跟跳跃动作过多。

● 踝关节背屈活动太少。

● 蹬趾伸展受限。

● 下肢劳累造成过度旋前。

● 不正确的穿鞋习惯、体重增加。

预防指导

● 拉伸足底筋膜和小腿三头肌。

● 强化足底肌群和下肢肌群的力量。

● 提升足对落地缓冲的控制。

- 优化跑步动作模式。
- 在较软地面上跑步、穿合脚的跑鞋。有需要的人可以使用足弓支撑垫，控制训练量变化幅度，避免运动持续过量，每周最多增加10%的跑步里程。

处理指导

急性期

- 根据RICE原则处理，稳住病情。
- 停止刺激足底筋膜的运动。
- 将脚放在冰水中冷却。
- 采用抗炎治疗。

非急性期

- 动态休息。可以采用不让足底筋膜感到疼痛的运动，例如骑自行车、游泳、用椭圆机运动等。
- 起床前先放松脚踝。使脚踝上下运动若干次，可以对跟腱和筋膜起到放松作用。
- 按摩。用有弹性的球滚动放松足底，如网球、高尔夫球等，但要避开伤处。
- 进行拉伸训练。经常拉伸小腿肌肉，尤其是腓肠肌。
- 穿带有足弓支撑垫的鞋子，缓解足底筋膜压力。
- 在睡觉时使用足背夹板，缓解足底筋膜压力。
- 如果是在家自行修复，2周后疼痛还没有改善，需要到医院检查。
- 进行力量训练，尤其是臀部和腹部肌肉的力量训练。

康复中后期推荐训练计划

页码	动作名称	动作图片	训练频率	单次训练	要点提示
119	筋膜球–足底筋膜放松		1次/天	20秒×3组	单脚站立，对侧脚踩筋膜球
120	被动拉伸–坐式足部按摩		1次/天	30秒×3组	坐位，一侧脚搭在对侧腿膝盖之上，被按摩侧踝关节内翻

重返羽毛球运动

- 足底完全无痛后，可重返羽毛球运动。时间不确定，短则几周，长则1年。

第5章
肩部和肘部损伤的预防与康复

■ 肩部和肘部解剖学

■ 肩部和肘部常见损伤

5.1 肩部和肘部解剖学

肌肉

前面观

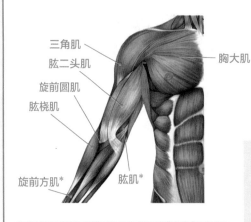

三角肌
肱二头肌
旋前圆肌
肱桡肌
旋前方肌*　肱肌*
胸大肌

后面观

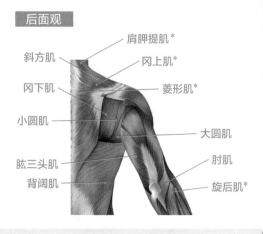

斜方肌
冈下肌
小圆肌
肱三头肌
背阔肌
肩胛提肌*
冈上肌*
菱形肌*
大圆肌
肘肌
旋后肌*

肌肉介绍

胸大肌: 起于锁骨内侧、胸骨体和胸骨柄前面、第一至第六肋软骨及腹直肌鞘,止于肱骨大结节嵴,有使肩关节屈曲、内收和内旋,以及肩胛骨下降的功能。

三角肌: 分为前束、中束和后束,其中前束起于锁骨外侧,中束起于肩峰,后束起于肩胛冈,三者均止于肱骨三角肌粗隆,有使肩关节屈曲、伸展、内收、外展、内旋和外旋的功能。

肱二头肌: 分为长、短两头,其中长头起于肩胛骨盂上结节、短头起于肩胛骨喙突,共同止于桡骨粗隆,有使肩关节屈曲、肘关节屈曲和前臂外旋的功能。

肱桡肌: 起于肱骨外上髁上方,止于桡骨茎突,有使肘关节屈曲的功能。

肱肌*: 起于肱骨前面下半部,止于尺骨冠突及尺骨粗隆,有使肘关节屈曲的功能。

旋前圆肌: 起于肱骨内上髁和尺骨冠突,止于桡骨外侧面中部,有使肘关节屈曲和前臂旋前的功能。

旋前方肌*: 起于尺骨远端前面,止于桡骨远端前面,具有使前臂旋前的功能。

肌肉介绍

肩胛提肌*: 起于第一至第四颈椎横突,止于肩胛骨内侧缘,有使肩胛骨上提和下旋的功能。

背阔肌: 起于第七到第十二胸椎和全部腰椎的棘突、髂嵴后三分之一处、下位肋骨和肩胛骨下角,止于肱骨结节间沟底,有使肩关节内收、伸展、内旋和肩胛骨下降的功能。

斜方肌: 起于枕骨上项线内三分之一处、枕外隆凸、项韧带、第七颈椎棘突、所有胸椎的棘突和棘上韧带,止于锁骨外三分之一后缘、肩峰内侧、肩胛冈上缘,有使肩胛骨上提、下降、上旋和后缩的功能。

菱形肌*: 起于第六至第七颈椎和第一至第四胸椎棘突,止于肩胛骨内侧缘,有使肩胛骨后缩、上提和下旋的功能。

大圆肌: 起于肩胛骨下角背面,止于肱骨小结节嵴,有使肩关节内收、伸展和内旋的功能。

冈上肌*: 起于冈上窝,止于肱骨大结节上部,有稳定盂肱关节和使肩关节外展的功能。

冈下肌: 起于冈下窝,止于肱骨大结节中部,有稳定盂肱关节和使肩关节外旋的功能。

小圆肌: 起于肩胛骨外侧缘后面,止于肱骨大结节下部,有稳定盂肱关节和使肩关节外旋、内收的功能。

肱三头肌: 共有3个头,其中长头起于肩胛骨盂下结节,外侧头起于肱骨体后面桡神经沟外上方,内侧头起于肱骨体后面桡神经沟内下方,共同止于尺骨鹰嘴,有使肩关节伸展(仅长头)和肘关节伸展的功能。

肘肌: 起于肱骨外上髁,止于尺骨上端背面,有使肘关节伸展的功能。

旋后肌*: 起于肱骨外上髁和尺骨近侧,止于桡骨上三分之一的前面,有使前臂旋后的功能。

骨骼和韧带

韧带

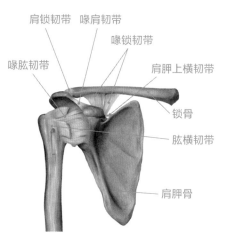

肩锁韧带　喙肩韧带
喙锁韧带
喙肱韧带
肩胛上横韧带
锁骨
肱横韧带
肩胛骨

内侧面观

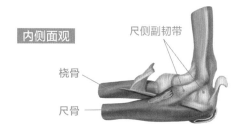

尺侧副韧带
桡骨
尺骨

外侧面观

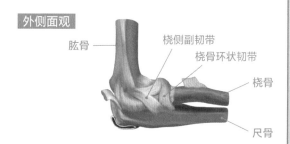

肱骨
桡侧副韧带
桡骨环状韧带
桡骨
尺骨

骨骼和韧带介绍

锁骨：位于胸部上方的颈部两侧，从正面看是基本呈水平方向的细长骨，从上面看是略呈S形曲线的扁平骨；内侧与胸骨柄构成胸锁关节，外侧与肩峰构成肩锁关节。

肩胛骨：位于胸部后侧（第二至七或第八肋骨之间），从背面看是呈三角形的扁骨；肩峰与锁骨外侧构成肩锁关节，关节盂与肱骨头构成盂肱关节。

肱骨：位于上臂，上端的肱骨头与肩胛骨的关节盂构成盂肱关节，下端与尺骨、桡骨的上端构成肘关节。

尺骨：与桡骨构成前臂，呈三棱柱状，上端与肱骨形成肱尺关节，下端与桡骨形成桡尺关节。

桡骨：与尺骨构成前臂，上端与肱骨形成肱桡关节，下端与尺骨形成桡尺关节。

喙肩韧带：连接喙突与肩峰，可加固肩关节，防止肱骨头上移。

喙肱韧带：连接喙突与肱骨大结节，可加固肩关节上部，防止过度外旋、屈曲和伸展，防止肱骨头上移。

肱横韧带：横架于结节间沟上方，连接肱骨大结节与小结节，并与结节间沟围成管状结构（肱二头肌长头腱从中穿过并受到约束）。

喙锁韧带：连接喙突与锁骨，分为前外侧的斜方韧带和后内侧的圆锥韧带两部分，可稳定肩锁关节，防止脱位。

肩胛上横韧带：横架于肩胛切迹上方，连接肩胛骨背侧面上缘和喙突基底部，可分开肩胛上动脉和肩胛上神经。

桡侧副韧带：起于肱骨外上髁，止于前臂近端外侧，可稳定肘关节，抵抗肘内翻时产生的力量。

桡骨环状韧带：包绕桡骨头，起、止于尺骨桡切迹前、后缘，可固定桡骨头，保障桡骨在前臂旋前、旋后运动中自由旋转。

尺侧副韧带：起于肱骨内上髁，止于尺骨滑车切迹，可稳定肘关节，抵抗肘外翻时产生的力量。

5.2 肩部和肘部常见损伤

肩袖损伤

肩袖损伤是肩部四个肩袖肌肉中任何一个撕裂，常见于羽毛球之类的球拍运动。肩袖肌肉的作用是在肩膀处旋转手臂，并在关节周围提供一个支持性的袖口。肩袖损伤常常是一个慢性过程，在反复挥拍过程中，出现肩袖肌肉或肌腱纤维的微损伤，与肩峰下撞击综合征有关。肩袖损伤也可能在肩袖微损伤的基础上，出现急性的撕裂。

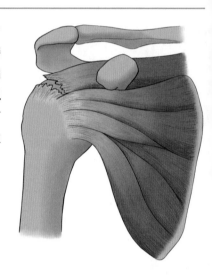

症状

疼痛　肩部前面或侧面有痛感。手臂在伸展或过顶时，痛感加剧。疼痛多呈刀割样，也可能是难以缓解的酸痛；肩上举、外展，手摸后背，提重物等活动都可能引起疼痛。炎症较重时可能出现夜间睡觉时疼痛。

影像检查　磁共振成像检查是判断是否有肩袖损伤的重要检查。

其他表现　肩关节活动度受限。

诱因

- 反复以过顶动作挥拍。
- 肩部肌肉紧张，且力量较弱。
- 突然的够球或救球动作拉扯肩袖肌腱。
- 因年龄的增加，肩袖功能退化。
- 肩胛胸壁关节稳定性差。
- 缺乏营养。肩袖血液循环受阻，造成营养不良，或发生慢性退化。
- 慢性肩痛的病史提示可能存在肩峰下撞击综合征。

预防指导

- 拉伸胸大肌和胸小肌等肩关节前部肌肉，防止制动及疼痛受限导致关节活动范围缩小。
- 强化肩袖肌群以及三角肌和上臂肌群肌力训练，加强肩胛骨周围肌肉的稳定性和控制性训练。
- 提升肩关节灵活性和稳定性，提升肩锁关节和胸锁关节的稳定性。
- 优化上肢用力模式，上肢动作产生前优先激活核心控制，避免颈部肌肉活动代偿上肢用力。

处理指导

急性期

- 休息。
- 口服非甾体抗炎药。
- 伤侧手臂尽量避免过肩动作。

非急性期

- 如果保守治疗后作用甚微，有必要进行手术，修复肩袖。
- 肩部没有痛感后，可适当活动肩部，使肩部逐渐恢复活动范围。
- 矫正训练。针对上身肌肉平衡性，进行矫正训练。
- 力量训练。训练顺序为肌肉的等长收缩训练、向心收缩训练、离心收缩训练。加强肩关节周围肌肉力量训练，尤其是肩袖和肩胛带肌群。

康复中后期推荐训练计划

页码	动作名称	动作图片	训练频率	单次训练	要点提示
121	弹力带-俯卧-肩关节水平后伸		1次/天	10次×3组	俯卧位，肩关节水平后伸至手臂与地面平行
122	俯卧-T字		1~2次/天	10次×3组	俯卧位，肩关节外展90度，双臂竖直上抬至最大限度

续表

页码	动作名称	动作图片	训练频率	单次训练	要点提示
123	俯卧–Y字		1~2次/天	10次×3组	俯卧位，肩关节外展150度，双臂竖直上抬至最大限度
124	俯卧–W字		1~2次/天	10次×3组	俯卧位，肩关节外展45度，肘关节屈曲90度，双臂竖直上抬至最大限度
125	弹力带–站姿–单臂侧平举		1~2次/天	10次×3组	站立位，肩关节外展90度
127	弹力带–站姿–双臂水平后拉		1~2次/天	10次×3组	站立位，肘关节屈曲90度，双手后拉至腰侧
126	跪姿–胸部拉伸		1次/天	10次×3组	跪姿，双手背后，肩关节水平外展至最大限度

重返羽毛球运动

- 肩部完全无痛，肩部力量恢复，可进行全范围活动。
- 重返羽毛球运动后，采取避免肩部发生疼痛和损伤的运动方式。

肩峰下撞击综合征

　　肩峰下撞击综合征，是指在手臂反复过顶或投掷等动作中，肩袖与滑囊不能顺畅通过肩峰下方，会被碰撞或挤压，从而产生肩关节功能受限并伴随疼痛的现象。羽毛球是手臂过顶动作较多的运动，易发生肩峰下撞击综合征。

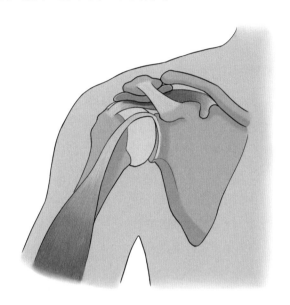

症状

疼痛　肩关节外展过程中出现疼痛，典型的症状是外展过程中疼痛出现后，继续外展到一定角度疼痛会消失。

其他表现　肩部活动范围受限。合并肩袖损伤时出现肩袖损伤的相关症状。

影像检查　进行肩关节X光片检查可明确导致肩峰下撞击综合征的解剖异常。进行磁共振成像检查可明确是否为合并肩袖肌腱损伤。

诱因

● 过顶动作多。

● 解剖学异常，包括肩峰外缘及大结节的硬化、增生、骨赘形成和间隙狭窄，以及韧带增厚等，容易引发肩峰下撞击综合征。若有先天性钩状肩峰，肩峰下撞击综合征更容易发生，并且在这种情况下，肩关节不稳会进一步增大撞击概率和程度。

● 肩胛胸壁关节稳定性差。

预防指导

- 拉伸胸大肌和胸小肌等肩关节前部肌肉，防止制动及疼痛受限导致关节运动范围缩小。
- 强化肩袖肌群以及三角肌和上臂肌群肌力训练，加强肩胛骨周围肌肉的稳定性和控制性训练。
- 提升肩关节灵活性和稳定性，提升肩锁关节和胸锁关节的稳定性。
- 优化上肢用力模式，上肢动作产生前优先激活核心控制，避免颈部肌肉活动代偿上肢用力。
- 若运动装备中配备有护肩，应穿戴适合自己的护肩。

处理指导

- 停止诱发疼痛的动作。
- 肩胛骨稳定性训练。有目的和选择性地增强局部肌肉力量，同时拉伸胸大肌和胸小肌。
- 力量训练。训练顺序为肌肉的等长收缩训练、向心收缩训练、离心收缩训练。加强肩关节周围肌肉力量训练，尤其是肩袖肌群。
- 对于有骨刺的患者，需用手术治疗磨掉骨刺。

康复中后期推荐训练计划

页码	动作名称	动作图片	训练频率	单次训练	要点提示
121	弹力带-俯卧-肩关节水平后伸		1次/天	10次×3组	俯卧位，肩关节水平后伸至手臂与地面平行
128	站姿-W字变Y字		1次/天	10次×3组	站立位，双臂伸直，肩关节外展150度
122	俯卧-T字		1~2次/天	10次×3组	俯卧位，肩关节外展90度，双臂竖直上抬至最大限度

续表

页码	动作名称	动作图片	训练频率	单次训练	要点提示
123	俯卧–Y字		1~2次/天	10次×3组	俯卧位，肩关节外展150度，双臂竖直上抬至最大限度
124	俯卧–W字		1~2次/天	10次×3组	俯卧位，肩关节外展45度，肘关节屈曲90度，双臂竖直上抬至最大限度
130	瑞士球–上斜–I字		1~2次/天	10次×3组	俯卧于瑞士球上，肩关节前屈到双臂与躯干在同一平面内
129	弹力带–站姿–肩关节内旋		1~2次/天	10次×3组	站立位，肩关节内旋至最大限度
131	弹力带–站姿–肩关节外展		1~2次/天	10次×3组	站立位，前臂旋内，肩关节外展90度
127	弹力带–站姿–双臂水平后拉		1~2次/天	10次×3组	站立位，肘关节屈曲90度，双手后拉至腰侧
126	跪姿–胸部拉伸		1次/天	10次×3组	跪姿，双手背后，肩关节水平外展至最大限度

重返羽毛球运动

● 重点是明确是否有合并肩袖损伤。有合并肩袖损伤的，根据肩袖损伤的康复策略重返羽毛球运动；没有合并肩袖损伤的，则在避免引起疼痛的动作的同时，一边进行康复训练，一边重返羽毛球运动。

高尔夫球肘

高尔夫球肘也叫肱骨内上髁炎，是起于肱骨内上髁的肌腱反复受到应力拉扯导致的慢性肌腱损伤。这些损伤未能完全愈合会导致肌腱炎，并伴随慢性疼痛和功能障碍。

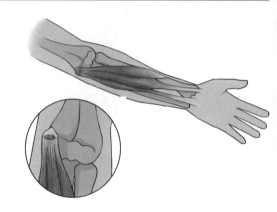

症状

疼 痛 肘关节内侧沿线疼痛，在屈曲手腕和内旋手腕时，疼痛更加剧烈。

其他表现 屈腕无力。有时会有前臂和小指的麻木感，这是因为局部的尺神经受到刺激。

肿 胀 不明显，出现时位于手肘内侧，可能蔓延至前臂。

影像检查 超声检查和肘关节磁共振成像检查都可以显示局部的肌腱炎症情况，但这两种检查不是必需的。

诱因

● 反复用力正手挥拍，拉扯腕屈肌腱。肘部受力大小除了与挥拍动作有关外，与球拍重量和球拍网线的松紧也有关。

● 腕屈肌腱拉伤后未痊愈。

预防指导

● 拉伸腕屈肌、旋前肌等。

● 强化腕屈肌、旋前肌等的力量。

● 强化上肢肌肉力量，强化下肢、躯干和肩带部位肌肉的力量和提升其稳定性等。

● 优化涉及屈肘、屈腕、前臂旋前的动作。

● 训练前充分热身，训练后充分放松。掌握正确的技术动作，修正错误的动作。合理选择球拍。

处理指导

- 理疗。超声波或冲击波治疗都能取得良好的疗效。
- 拉伸训练。拉伸前臂紧张的肌肉，达到放松的效果。
- 力量训练。加强前臂肌肉力量和预防病情复发。
- 疼痛显著时可以局部外用非甾体抗炎药减轻疼痛和炎症。

康复中后期推荐训练计划

页码	动作名称	动作图片	训练频率	单次训练	要点提示
136	哑铃 – 双侧屈腕练习		1次/天	10次 × 3组	腕关节掌屈到最大限度
133	主动拉伸 – 动态屈伸手腕		1次/天	20次 × 3组	腕关节掌屈到最大限度，腕关节背伸到最大限度
134	主动拉伸 – 动态瑞士球手腕环转		1次/天	20次 × 3组	手指伸直，腕关节环转

重返羽毛球运动

- 只要运动员受伤的肘部可以无痛地进行全范围活动，就可以重返羽毛球运动。两侧肘部的抓握力应接近。

网球肘

网球肘也称肱骨外上髁炎，是腕伸肌腱的慢性炎症，在羽毛球运动中与反复用力反手挥拍有关，但也可能是生活中的一些伸腕动作导致的反复应力性损伤。

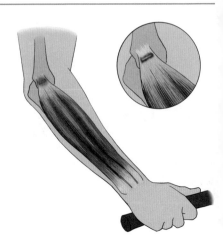

症状

疼痛 肘关节外侧表面有针刺或刀刺一样的疼痛。在伸展手腕和外旋前臂时，疼痛感强烈。

肿胀 不明显，出现时位于手肘外侧，可能蔓延至前臂。

影像检查 超声检查和肘关节磁共振成像检查都可以显示局部的肌腱炎症情况，但这两种检查不是必需的。

其他表现 反手击球无力。

诱因

- 过度使用前臂和手腕的伸肌或旋后肌。
- 反手挥拍击球动作。
- 超过40岁的人每周打羽毛球超过2个小时。
- 不适当的装备。球拍拍柄太小或太大都会因为不好用力而导致患网球肘。球重、拍线太紧或者球拍头太硬都会增加肘关节的应力。
- 没有得到正确的适应性训练的运动员也是患网球肘的高风险人群，因为他们的肌肉在处理比赛中的应力时不够强壮或不够柔软、灵活。
- 肱骨外上髁受到直接外伤。
- 击球姿势不正确，即挥拍时用手腕发力，而不是用肩部和身体发力。

预防指导

- 拉伸腕伸肌、旋后肌等。
- 强化腕伸肌、旋后肌等的力量。
- 强化上肢肌肉力量，强化下肢、躯干和肩带部位肌肉的力量和提升其稳定性等。
- 优化反手击球动作。
- 训练前充分热身，训练后充分放松。掌握正确的技术动作，修正错误的动作。合理选择球拍。

处理指导

- 大约有95%的网球肘患者通过保守治疗可以很好地恢复功能。
- 轻度网球肘患者，其症状就像典型的扭伤或拉伤，需要适当休息、避免参与体育运动。
- 中度网球肘患者，要适当休息、避免参与体育运动，还可采用体外冲击波疗法、康复训练等。
- 重度网球肘患者对前面提到治疗方法都没有反应，磁共振成像显示异常。在这种情况下，可能需要考虑手术治疗。
- 在保守治疗失败后才考虑手术治疗。
- 在没有疼痛感的前提下，逐渐扩大腕关节及肘关节的活动范围。
- 矫正训练，主要目的是提升患者上身肌肉的平衡性，帮助其逐渐恢复训练及比赛，预防损伤再次发生。
- 力量训练，应从肌肉等长收缩训练开始，然后是向心收缩训练，最后是离心收缩训练。

康复中后期推荐训练计划

页码	动作名称	动作图片	训练频率	单次训练	要点提示
132	哑铃 – 双侧伸腕练习		1次/天	10次 ×3组	腕关节背伸到最大限度

续表

页码	动作名称	动作图片	训练频率	单次训练	要点提示
133	主动拉伸–动态屈伸手腕		1次/天	20次×3组	腕关节掌屈到最大限度，腕关节背伸到最大限度
134	主动拉伸–动态瑞士球手腕环转		1次/天	20次×3组	手指伸直，腕关节环转
135	筋膜球–腕伸肌放松		1~2次/天	30秒×3组	屈肘，前臂前后移动滚压

重返羽毛球运动

● 当能够无痛全范围活动时，运动员可以开始力量增强练习。最初的力量增强练习应针对能够稳定上身和减轻肘关节受到的拉力的肌肉。

● 仅当运动员的肘部恢复无痛全范围活动、腕伸肌恢复正常的力量，而且将这种力量应用到正常挥拍击球动作时，才可以重返比赛。如果运动员进行了手术治疗，可能需要4～6个月才可重返赛场。和其他肌肉骨骼损伤一样，接受网球肘治疗的运动员应该在力量、耐力和柔韧性恢复正常之后才可重返羽毛球运动。

● 因为网球肘通常不会导致骨折或永久残疾，一些以娱乐为目的的运动员可以在肘部未完全恢复之前逐渐重返羽毛球运动。采取措施改变挥拍技术、改变训练习惯、改善设备或者佩戴护具，有助于运动员尽快重回比赛。

第6章
腕部损伤的
预防与康复

- ■ 腕部解剖学
- ■ 腕部常见损伤

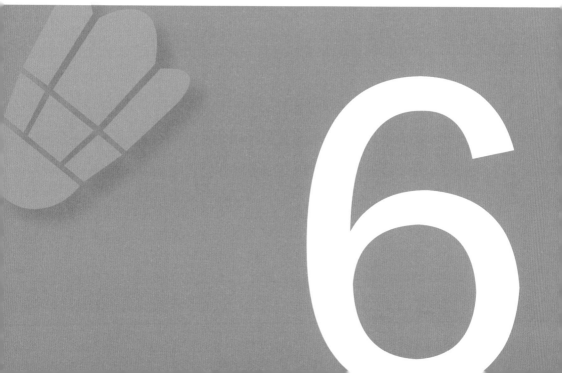

6.1 腕部解剖学

腕部关节包括桡腕关节和腕中关节。其中，桡腕关节通常被称为腕关节，由桡骨的腕关节面和邻近的关节盘与手舟骨、月骨和三角骨的近侧面构成，主要运动为矢状面上的屈曲与伸展、冠状面上的尺偏与桡偏，以及组合运动中的环转。

肌肉

前面观

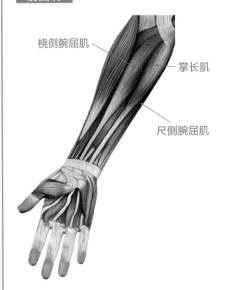

桡侧腕屈肌

掌长肌

尺侧腕屈肌

后面观

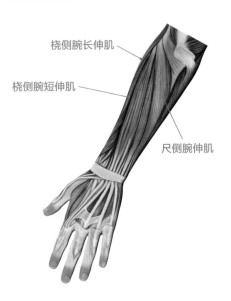

桡侧腕长伸肌

桡侧腕短伸肌

尺侧腕伸肌

肌肉介绍

桡侧腕屈肌：起于肱骨内上髁及前臂深筋膜，止于第二掌骨底，具有使腕关节屈曲和桡偏的功能。

尺侧腕屈肌：起于肱骨内上髁和尺骨上端后缘，止于豌豆骨，具有使腕关节屈曲和尺偏的功能。

掌长肌：起于肱骨内上髁，止于掌腱膜，具有使腕关节屈曲的功能。

肌肉介绍

桡侧腕长伸肌：起于肱骨外上髁，止于第二掌骨底背侧面，具有使腕关节伸展和桡偏的功能。

桡侧腕短伸肌：起于肱骨外上髁，止于第三掌骨底背侧面，具有使腕关节伸展和桡偏的功能。

尺侧腕伸肌：起于肱骨外上髁和前臂深筋膜，止于第五掌骨底背侧面，具有使腕关节伸展和尺偏的功能。

骨骼和韧带

掌侧面观

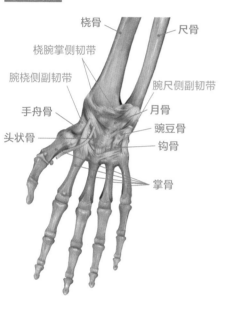

桡骨
尺骨
桡腕掌侧韧带
腕桡侧副韧带
腕尺侧副韧带
手舟骨
月骨
头状骨
豌豆骨
钩骨
掌骨

背侧面观

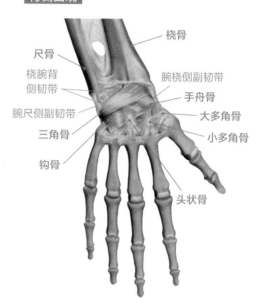

桡骨
尺骨
桡腕背侧韧带
腕桡侧副韧带
腕尺侧副韧带
手舟骨
大多角骨
三角骨
小多角骨
钩骨
头状骨

骨骼和韧带介绍

尺骨：与桡骨构成前臂，呈三棱柱状，上端与肱骨形成肱尺关节，下端与桡骨形成桡尺关节。

桡骨：与尺骨构成前臂，上端与肱骨形成肱桡关节，下端与尺骨形成桡尺关节。

腕骨：位于手部近侧，共2列、8块，近侧列包括手舟骨、月骨、三角骨和豌豆骨，远侧列包括大多角骨、小多角骨、头状骨和钩骨。

掌骨：位于手部中央，共5块，由桡侧向尺侧依次为第一至第五掌骨。

腕桡侧副韧带：起于桡骨茎突，止于手舟骨、头状骨及大多角骨，可稳定腕关节，防止腕关节过度尺偏。

腕尺侧副韧带：起于尺骨茎突，止于三角骨、豌豆骨及腕横韧带，可稳定腕关节，防止腕关节过度桡偏。

桡腕背侧韧带：起于桡骨下端的后缘，止于手舟骨、月骨和三角骨背面，可稳定腕关节，防止腕关节过度屈曲。

桡腕掌侧韧带：起于桡骨下端的前缘及茎突，止于手舟骨、月骨、三角骨和头状骨前面，可稳定腕关节，防止腕关节过度伸展。

6.2 腕部常见损伤

腕关节扭伤

腕关节扭伤发生于突然用力或调整击球动作时。腕关节扭伤在羽毛球运动中十分常见，通常会导致局部肌腱拉伤和韧带扭伤，严重时可能出现无移位的腕骨骨折，即人们常说的骨裂。

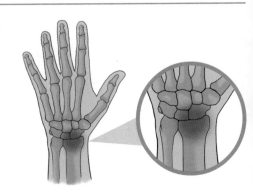

症状

疼痛　手腕有不同程度的痛感或压痛。活动手腕可诱发或加重疼痛。

肿胀　肿胀通常不明显，需要与对侧手腕对比观察才可发现。肿胀明显时往往表明损伤较重。

影像检查　影像检查不一定是必需的，医生主要根据症状的严重程度来决定是否进行以及如何进行影像检查。

功能影响　手腕活动受限。

诱因

● 突然用力挥拍或者改变挥拍动作。

● 在羽毛球运动中，少数情况是摔倒时手掌着地导致腕关节扭伤。

预防指导

● 拉伸腕屈肌、腕伸肌、旋前圆肌等。

● 强化腕屈肌、腕伸肌、指屈肌、指伸肌等的力量。

● 强化上肢肌肉力量，强化下肢、躯干和肩带部位肌肉的力量和提升其稳定性等。

● 选择合适重量的球拍和合适的网线松紧度。佩戴护腕也能减少腕关节扭伤的发生。

● 训练前充分热身，训练后充分放松。掌握正确的技术动作，修正错误的动作。运动后应及时对腕关节进行拉伸、热敷和按摩。当腕关节因劳损而出现不适症状时，应及时调整运动量和运动强度，同时注意网线的松紧度是否合适。

处理指导

急性期

● 根据PRICE原则治疗。

● 肿胀明显时及时就医，可能需要用石膏或支具固定。

非急性期

● 按照医生的要求用石膏或支具固定。

● 如自行根据PRICE原则治疗后症状逐步加重或未缓解，去医院进一步检查。

● 理疗可能对组织愈合和症状减轻有帮助，包括超声波治疗等。

● 腕关节活动锻炼。

● 前臂肌肉力量锻炼。

康复中后期推荐训练计划

页码	动作名称	动作图片	训练频率	单次训练	要点提示
132	哑铃－双侧伸腕练习		1次/天	10次×3组	腕关节背伸到最大限度
136	哑铃－双侧屈腕练习		1次/天	10次×3组	腕关节掌屈到最大限度
133	主动拉伸－动态屈伸手腕		1次/天	20次×3组	腕关节掌屈到最大限度，腕关节背伸到最大限度
134	主动拉伸－动态瑞士球手腕环转		1次/天	20次×3组	手指伸直，腕关节环转

重返羽毛球运动

● 大部分腕关节扭伤会很快恢复，手腕力量和柔韧性恢复后，即可重返羽毛球运动。如果需要用石膏或支具固定，根据医生的判断重返羽毛球运动。

● 早期重返羽毛球运动可以佩戴护腕预防再次受伤。

腕管综合征

　　腕管综合征是正中神经在腕管内受到压迫时产生一些症状的综合征。正中神经是控制手功能以及拇指和食指感觉的两条主要神经之一。这条神经从狭窄的空间通过，周围组织的炎症都可能使其受到压迫。

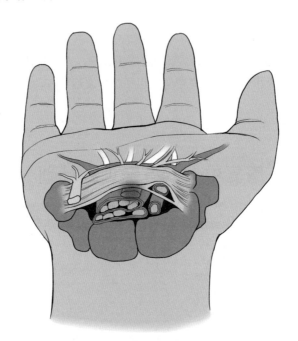

症状

疼 痛 在腕管综合征的早期，手会出现疼痛和麻木感，通常是在拇指、食指和中指。手腕的重复动作可能加重疼痛。

肿 胀 手部肿胀。

影像检查 肌电图可以评估正中神经的状况。即使肌电图的结果为阴性，腕管综合征仍然可能存在。如果肌电图的结果为阳性，则一定存在腕管综合征。腕关节超声检查和磁共振成像检查能很好地显示腕管内的结构，对腕管综合征的诊断有参考价值，对指导治疗也有一定的意义。

其他表现 在腕管综合征的后期，患者的手可能拿不稳东西，拇指无力。某些姿势和动作可能会增加不适感，例如紧攥一个物体和屈曲或伸展手腕。如果轻轻拍打手腕（掌侧）产生电击感，并且放射到指尖，这可能是腕管综合征的症状之一。麻木常发生在夜间睡觉手腕长时间屈曲或处于局促姿势时。

诱因

● 手腕或手指屈肌经常受到张力，如长时间用力握拍和挥拍等。

● 扭伤。

● 肌肉、肌腱或韧带的炎症反应。

● 骨生长发育异常，肿瘤及其他占位性病变。

● 肥胖。

● 关节炎。

● 直接外伤。

● 糖尿病。

预防指导

● 拉伸前臂伸肌、屈肌、旋前圆肌和旋后肌，提升肌肉的延展性和弹性。

● 强化腕伸肌、腕屈肌、旋前圆肌、旋前方肌和旋后肌的力量和提升其耐力。

● 提高上肢和躯干稳定性。

● 纠正错误的运动模式。

● 注意自身防护，避免腕部长时间重复同样的动作。

处理指导

急性期

● 休息，避免可能会加重症状的动作。

● 用垫靠夹板防止手腕过度活动，以及最大限度地减少手腕的屈曲和伸展。

● 冰敷。

● 局部涂抹外用非甾体抗炎药。

非急性期

● 如果垫靠夹板无法根除症状，应该及时就诊。

● 封闭治疗能快速缓解症状，但不宜反复尝试。

● 口服甲钴胺，促进神经修复。

● 通过休息和夹板来帮助痊愈。

● 按摩。

● 在没有疼痛感的前提下，逐渐扩大腕关节及肘关节的活动范围。

● 近一半的腕管综合征患者最终只能进行手术治疗。

康复中后期推荐训练计划

页码	动作名称	动作图片	训练频率	单次训练	要点提示
133	主动拉伸 – 动态屈伸手腕		1次/天	20次×3组	腕关节掌屈到最大限度，腕关节背伸到最大限度
134	主动拉伸 – 动态瑞士球手腕环转		1次/天	20次×3组	手指伸直，腕关节环转
132	哑铃 – 双侧伸腕练习		1次/天	10次×3组	腕关节背伸到最大限度

重返羽毛球运动

● 症状消失后即可重返羽毛球运动。但一定要控制运动量，腕管综合征易复发，而且治疗可能会越来越困难。

腕肌腱炎

　　手腕的许多肌腱都可能发炎，造成肌腱炎。手腕的背面有6个独立的筋膜室，每个都有自己的滑膜鞘。滑膜鞘内含少量滑液，使肌腱能够在鞘内自由滑动。手腕的重复性动作，例如羽毛球挥拍、篮球运动等，可能会在肌腱内引起足够的摩擦，从而形成积液，造成肌腱炎（仅影响肌腱）或腱鞘炎（影响肌腱和滑膜鞘）。

　　发生在第一筋膜室的腱鞘炎也被称为洗衣妇扭伤，在手腕拇指侧的凸点附近的拇指根部会出现不适；发生在第一筋膜室和第二筋膜室的交叉点的炎症也叫交叉综合征，疼痛发生在肌腹的交叉处；发生在第三筋膜室的炎症也被称为鼓手麻痹性震颤症；发生在第六筋膜室的最常见炎症是尺侧腕伸肌肌腱炎，疼痛局限于手腕的背部外侧，可能会出现肿胀和广泛的疼痛。

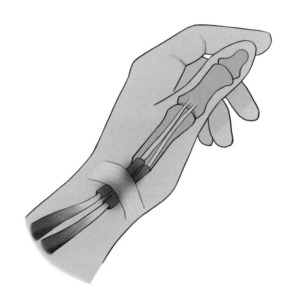

症状

肿　胀　肌腱肿胀。

疼　痛　手腕处非常疼痛，存在压痛点，进行某些特定方向的活动时疼痛加剧。

影像检查　腕关节超声检查可能观察到肌腱变性和腱鞘积液。

其他表现　手腕功能减弱，无法完成一些简单的日常活动，如拧毛巾等。

诱因

● 手腕的重复性动作，例如挥拍动作，可能会在肌腱内引起足够的摩擦，从而形成积液，造成肌腱炎（仅累及肌腱）或腱鞘炎（累及肌腱和滑液鞘）。

● 长时间手部肌肉用力，如用力握拍。

● 有糖尿病、类风湿关节炎等疾病。

预防指导

● 拉伸指屈肌、旋前圆肌、腕伸肌、腕屈肌等肌肉。

● 强化旋后肌、旋前圆肌、腕伸肌、腕屈肌等肌肉的力量。

● 提升手部和腕部肌肉的耐力和离心收缩能力。

● 优化手部发力模式，避免腕关节过度受力。

● 日常生活中注意手部休息放松，避免过度劳累，注意保暖。运动前进行手指的充分热身；运动中，注意保护手指，合理使用手指护具，减小受伤概率；运动后及时拉伸放松，也可以由治疗师进行各种技术的放松。

处理指导

急性期

● 通过休息来防止手腕过度活动。

● 局部涂抹外用非甾体抗炎药。

非急性期

● 运动员在日常活动中应该使用夹板，防止手腕进一步受力，但是每天至少要拆除2次，让手腕做一些温和的活动，减少液体积聚。

● 运动和康复训练后冰敷和自我按摩。

● 如果累及尺侧腕伸肌，需要固定手腕。在韧带愈合的同时应保护手腕。使用运动绷带和护具。

康复中后期推荐训练计划

页码	动作名称	动作图片	训练频率	单次训练	要点提示
132	哑铃－双侧伸腕练习		1次/天	10次×3组	腕关节背伸到最大限度
136	哑铃－双侧屈腕练习		1次/天	10次×3组	腕关节掌屈到最大限度
133	主动拉伸－动态屈伸手腕		1次/天	20次×3组	腕关节掌屈到最大限度，腕关节背伸到最大限度
134	主动拉伸－动态瑞士球手腕环转		1次/天	20次×3组	手指伸直，腕关节环转
135	筋膜球－腕伸肌放松		1~2次/天	30秒×3组	屈肘，前臂前后移动滚压

重返羽毛球运动

● 使用绷带或护具固定手腕之后，而且参加羽毛球运动时无疼痛，就可安全重返羽毛球运动。

腕伸肌拉伤

腕伸肌拉伤是用力伸腕时肌肉力量相对不足或者肌肉、肌腱疲劳导致的腕伸肌损伤。由于腕伸肌腱近端在肘关节附着，因此腕伸肌拉伤常表现为肘关节痛。

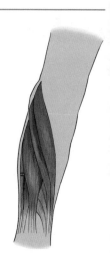

症状

疼 痛 与腕关节活动相关的手肘及前臂疼痛。

影像检查 超声检查和磁共振成像检查都可以明确肌腱的损伤情况，但这两种检查不一定是必需的。

肿 胀 肘关节外侧肿胀。

其他表现 主动伸腕受限。

诱因

- 伸腕时阻力过大可引起腕伸肌拉伤，球拍过重或球拍网线过紧也会增加用力。
- 疲劳时用力反手挥拍。
- 准备活动不足。
- 技术动作不正确。

预防指导

- 拉伸前臂伸肌，提升肌肉的延展性和弹性。
- 强化腕伸肌和腕屈肌的力量和提升其耐力。
- 提升上肢的稳定性。
- 掌握正确的击球技术动作。
- 运动前进行热身活动，运动后进行放松活动；在运动和比赛中注意自我保护，合理使用护肘、黏膏支持带等护具；选择合适的球拍和球拍网线松紧度。

处理指导

急性期

● 根据PRICE原则治疗。

● 怀疑肌纤维完全断裂时，应该在局部加压固定患肢的情况下，立即到医院处理。

非急性期

● 轻微的拉伸练习、反向屈腕和增强握力的练习。

● 进行腕关节的活动范围练习。

● 运动后进行腕伸肌的拉伸，避免肌肉粘连产生。

● 避免重复会导致受伤的动作，训练过程中以疼痛不加剧为限度。

康复中后期推荐训练计划

页码	动作名称	动作图片	训练频率	单次训练	要点提示
132	哑铃－双侧伸腕练习		1次/天	10次×3组	前臂外旋，腕关节背伸到最大限度
133	主动拉伸－动态屈伸手腕		1次/天	20次×3组	腕关节掌屈到最大限度，腕关节背伸到最大限度
134	主动拉伸－动态瑞士球手腕环转		1次/天	20次×3组	手指伸直，腕关节环转
135	筋膜球－腕伸肌放松		1~2次/天	30秒×3组	屈肘，前臂前后移动滚压

重返羽毛球运动

● 相关体征与症状消退，肘部或前臂不再疼痛，腕关节的力量与柔韧性恢复如初，且腕关节活动自如，可重返羽毛球运动。

腕屈肌拉伤

腕屈肌拉伤是用力屈腕时肌肉力量相对不足或者肌肉、肌腱疲劳导致的腕屈肌损伤。由于腕屈肌腱近端在肘关节附着，因此腕屈肌拉伤常表现为肘关节痛。

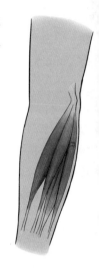

症状

疼痛 与腕关节活动相关的手肘及前臂疼痛。

影像检查 超声检查和磁共振成像检查都可以明确肌腱的损伤情况，但这两种检查不一定是必需的。

肿胀 肘关节内侧肿胀。

其他表现 主动屈腕受限。

诱因

● 屈腕时阻力过大可引起腕屈肌拉伤，球拍过重或球拍网线过紧也会增加用力。

● 疲劳时用力正手挥拍。

● 准备活动不足。

● 技术动作不正确。

预防指导

● 拉伸腕屈肌，提升肌肉的延展性和弹性。

● 强化腕屈肌和腕伸肌的力量和提升其耐力。

● 提升上肢的稳定性。

● 掌握正确的击球技术动作。

● 运动前进行热身活动，运动后进行放松活动；在运动和比赛中注意自我保护，合理使用护肘、黏膏支持带等护具；选择合适的球拍。

处理指导

急性期

● 根据 PRICE 原则治疗。

● 怀疑肌纤维完全断裂时，应该在局部加压固定患肢的情况下，立即到医院处理。

非急性期

● 轻微的拉伸练习、屈腕和增强握力的练习。

● 进行腕关节的活动范围练习。

● 运动后进行腕屈肌的拉伸，避免肌肉粘连产生。

● 避免重复会导致受伤的动作，训练过程中以疼痛不加剧为限度。

康复中后期推荐训练计划

页码	动作名称	动作图片	训练频率	单次训练	要点提示
136	哑铃 – 双侧屈腕练习		1次/天	10次×3组	腕关节掌屈到最大限度
133	主动拉伸 – 动态屈伸手腕		1次/天	20次×3组	腕关节掌屈到最大限度，腕关节背伸到最大限度
134	主动拉伸 – 动态瑞士球手腕环转		1次/天	20次×3组	手指伸直，腕关节环转

重返羽毛球运动

● 相关体征与症状消退，肘部或前臂不再疼痛，腕关节的力量与柔韧性恢复如初，且腕关节活动自如，可重返羽毛球运动。

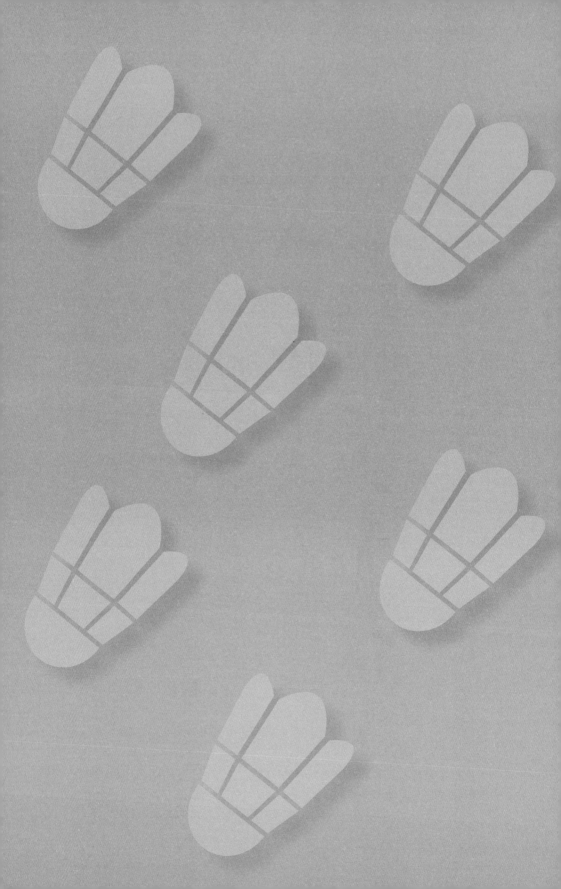

第7章

其他常见损伤的
预防与康复

7

急性腰扭伤

急性腰扭伤指在腰椎周围，韧带和肌肉因应力牵拉产生的损伤。大部分体育运动都会出现腰部扭伤或拉伤，羽毛球运动出现的情况相对较少。

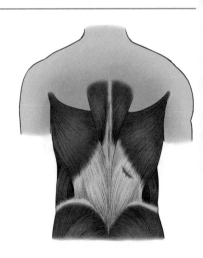

症状

疼 痛 腰背有痛感，程度可能达到剧痛，无法行走或站立。疼痛范围可能放射至臀部。腰部压痛。在做某些动作时，如弯腰、弓背和扭转等，可能会引起剧痛。

肿 胀 受累肌肉及周围可能会出现肿胀。

影像检查 根据症状表现，影像检查不是必需的，但能帮助排除是否有其他损伤。

其他表现 活动范围显著受限。

诱因

● 剧烈运动时，突然弯腰或过度后仰接球，韧带和肌肉被过度拉伸，超过承受范围，导致损伤或撕裂。

● 既往腰部肌肉损伤或核心力量弱。

预防指导

● 拉伸腰部肌肉，提升肌肉柔韧性。

● 强化腰背部肌肉力量。

● 优化技术动作，尽量减少错误动作对腰部肌肉的过度拉伸。

● 提升核心稳定性，强化核心肌群力量。

● 运动前充分热身，改善腰背部肌肉延展性。

处理指导

急性期

● 停止运动，平卧休息，起身时佩戴护腰。

● 口服或外用非甾体抗炎药。

● 能翻身俯卧时可以冰敷，每次10分钟，两次间至少间隔2小时。

非急性期

● 在完全恢复前多卧床休息，间断俯卧放松后方肌筋膜组织，避免久坐。

● 理疗，如针灸、干扰电等治疗。

● 加强核心肌群的力量训练，以及柔韧性练习。

康复中后期推荐训练计划

页码	动作名称	动作图片	训练频率	单次训练	要点提示
138	过顶－交替收腿		1~2次/天	10次×3组	仰卧位，上身保持稳定，交替屈髋屈膝至大腿垂直于地面
137	侧腹部拉伸		1次/天	10次×3组	双腿交叉站立，躯干侧屈

重返羽毛球运动

● 在疼痛减轻或消失后，可逐步尝试重返羽毛球运动，注意控制运动量和运动强度。

水疱

　　起水疱，是指皮肤在重复性的摩擦下，表层下方的细胞破裂，从而形成水疱的现象。水疱发生于皮肤的表皮和真皮层分离时，液体填充于层隙之间，并形成半透明薄壁，发生肿胀，甚至出现敏感或疼痛。

　　根据水疱表层皮肤是完好的还是破损裂开的，水疱可分为闭合型水疱和开放型水疱。

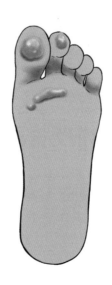

症状

疼　痛　较大的水疱或者挤破的水疱，会产生痛感。

其他表现　闭合型水疱会有红晕，水疱里充满液体。开放型水疱表层皮肤开裂，水疱表面或有流血，有红晕。

诱因

● 皮肤与接触物反复摩擦。可能发生在握拍的位置，也可能发生在足部。

预防指导

● 选择大小及重量合适的球拍及舒适的绑带。
● 打球时的地面情况与所穿球鞋都与水疱相关，所以预防足部水疱的时候两者都需考虑。

处理指导

急性期

● 如果水疱较大，比较痛或影响运动，可用消毒后的针挑破，让液体排出。对水疱位置进行消毒清洁后，涂抹抗菌软膏，再包扎起来。注意不要用碘酒，有些人对碘过敏。

● 夜晚不要包扎水疱，最好清洁伤口后使其充分接触空气，第二天再进行包扎。

● 如果水疱位置变得红肿，是感染发炎的症状，需要看医生。

● 闭合型水疱，可用胼胝垫或鸡眼贴贴上，让其自行痊愈，但要注意卫生。

非急性期

● 定期检查伤口是否有红肿、感染或发热症状。

● 如果一段时间内（一周或两周）水疱没有好转，需要就医。

重返羽毛球运动

● 如果水疱痊愈，即可重返羽毛球运动。

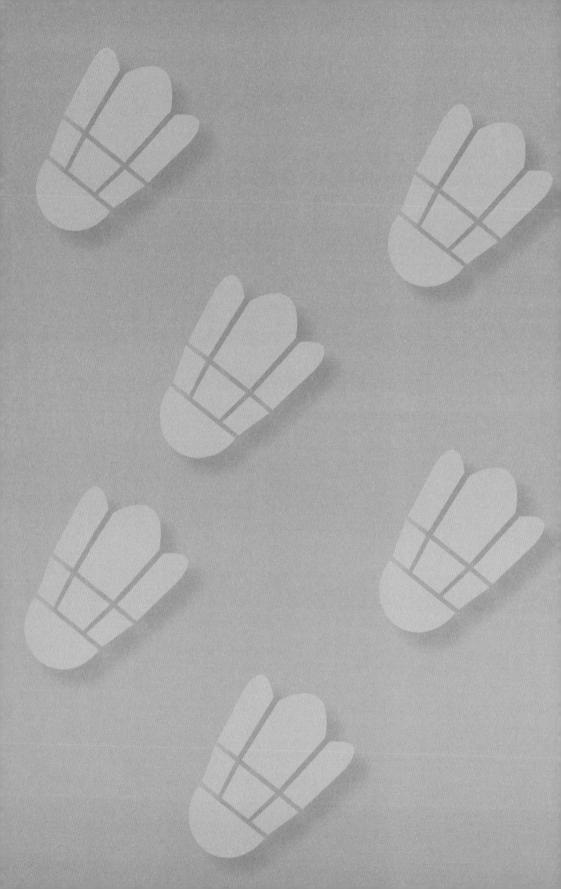

第 **8** 章

损伤康复训练动作

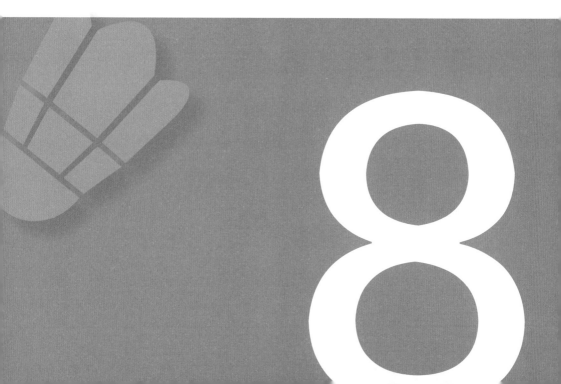

8

站姿－大腿前侧拉伸

扫一扫，视频同步学

▶ **练习目的**

提升股四头肌柔韧性，有助于髌股关节疼痛综合征、髌腱炎、内侧副韧带损伤、半月板损伤、前交叉韧带损伤、膝关节骨性关节炎的预防和康复。

▶ **主要肌肉**

股四头肌。

初始姿势

- 身体成直立站姿，目视前方，双腿并拢，双臂自然垂于体侧。

动作过程

- 保持躯干姿势不变，一侧腿单独支撑身体，另一侧腿向后屈膝，同侧手臂后摆，用手抓住该侧脚背并将脚部向臀部拉动至大腿前侧肌群有中等强度拉伸感。
- 保持该姿势至规定时间。
- 换对侧腿进行同样的拉伸动作。

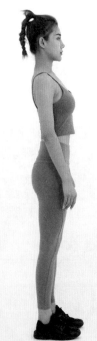

全程保持核心收紧，背部挺直。

其他角度

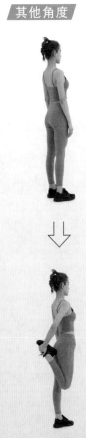

小提示

全程保持均匀呼吸；拉伸时如果大腿前侧感到疼痛，应降低强度或立刻停止。

后弓步走

扫一扫，视频同步学

▶ 练习目的

强化股四头肌和臀肌力量，拉伸髌腱，有助于髌股关节疼痛综合征、髌腱炎、内侧副韧带损伤、半月板损伤、前交叉韧带损伤、膝关节骨性关节炎的预防和康复。

▶ 主要肌肉

股四头肌、臀大肌、腘绳肌、腓肠肌。

初始姿势

● 身体成直立站姿，目视前方，双腿并拢，双臂外展并向内屈肘，双手扶于腰间。

动作过程

● 保持躯干和手臂姿势不变，一侧腿向后迈出一大步，接着后侧腿屈膝90度，前侧腿屈髋屈膝90度成弓步姿势，保持2~3秒。

● 双腿发力使躯干上移至双腿完全伸展。换对侧进行同样的后弓步走动作。

● 重复该动作至规定次数。

全程保持核心收紧，背部挺直。

小提示

下蹲时吸气，站起时呼气；过程中如果臀部或大腿感到疼痛，应降低强度或立刻停止。

其他角度

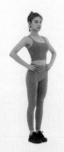 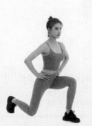

窄距-半蹲

扫一扫，视频同步学

▶ **练习目的**

加强股四头肌的力量，有助于髌股关节疼痛综合征、髌腱炎、内侧副韧带损伤、半月板损伤、前交叉韧带损伤、膝关节骨性关节炎的预防和康复。

▶ **主要肌肉**

股四头肌、臀大肌。

初始姿势

● 身体成直立站姿，目视前方，双脚分开小于肩宽，双臂自然垂于体侧。

动作过程

● 保持双脚位置不变，身体屈髋屈膝，股四头肌和臀大肌发力，使躯干前倾至髋关节成90度，膝关节屈曲至大腿与地面成45度，同时双臂前平举，双手掌心朝下。

● 保持该姿势2~3秒，恢复至初始姿势。重复该动作至规定次数。

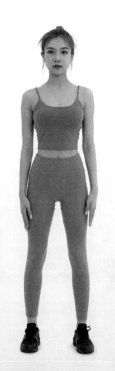

全程保持核心收紧，背部挺直。

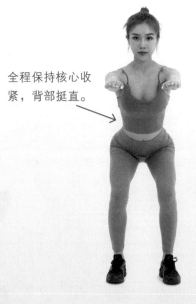

其他角度

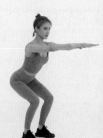

小提示

下蹲时吸气，还原时呼气；过程中如果臀部或大腿感到疼痛，应降低强度或立刻停止。

跪姿－大腿前侧拉伸

扫一扫，视频同步学

▶ **练习目的**

提升股四头肌柔韧性，有助于髌股关节疼痛综合征、髌腱炎、内侧副韧带损伤、半月板损伤、前交叉韧带损伤、膝关节骨性关节炎的预防和康复。

▶ **主要肌肉**

股四头肌。

初始姿势

- 身体单膝跪于垫上，一侧腿在前屈髋屈膝，躯干下俯至胸腹部与大腿接触，目视下方。双臂下展，双手成掌，掌心置于脚部两侧并接触垫面。另一侧腿在后展髋屈膝，使头颈、躯干与大腿成一条直线，膝盖与脚背接触垫面。

动作过程

- 保持前侧腿和对侧手臂姿势不变，躯干和头部内旋，目视后侧脚；同时后侧腿屈膝，对侧手臂后伸，用手握住后侧脚前脚背并向臀部拉动至最大限度。
- 保持该姿势至规定时间。
- 换对侧腿进行同样的拉伸动作。

小提示

全程保持均匀呼吸；拉伸时如果大腿感到疼痛，应降低强度或立刻停止。

其他角度

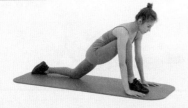 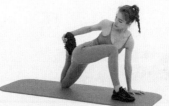

侧卧－股四头肌拉伸

▶ **练习目的**

提升股四头肌柔韧性，有助于髌股关节疼痛综合征、髌腱炎、内侧副韧带损伤、半月板损伤、前交叉韧带损伤的预防和康复。

扫一扫，视频同步学

▶ **主要肌肉**

股四头肌。

初始姿势

- 身体侧卧于垫上，双腿并拢并伸展，躯干向上侧屈抬起，上侧手臂外展且向内屈肘，手扶于腰间，下侧手臂下展且向前屈肘，前臂接触垫面支撑身体。

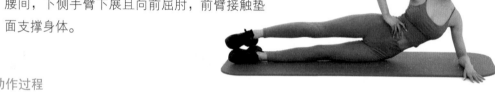

动作过程

- 保持躯干和下侧腿、手臂姿势不变，上侧腿向后屈膝，同时上侧手臂后伸屈肘，用手握住上侧脚前脚背并向臀部拉动至最大限度。
- 保持该姿势至规定时间。
- 换对侧腿部进行同样的拉伸动作。

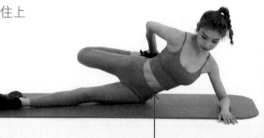

全程保持核心收紧，注意保持平衡。

小提示

全程保持均匀呼吸；拉伸时如果大腿感到疼痛，应降低强度或立刻停止。

其他角度

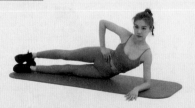

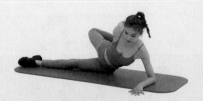

热身－膝关节

▶ **练习目的**

提升膝关节的灵活性，有助于髌股关节疼痛综合征、髌腱炎、内侧副韧带损伤、半月板损伤、前交叉韧带损伤、膝关节骨性关节炎的预防和康复。

▶ **主要肌肉**

腓肠肌、比目鱼肌、股四头肌、腘绳肌、胫骨前肌。

初始姿势

- 身体成直立站姿，目视前方，双腿并拢，双臂自然垂于体侧。

动作过程

- 保持双脚位置不变，下肢肌肉发力屈膝90度，躯干前倾约45度，双臂外展并向内屈肘，双手扶于膝盖之上。
- 臀部向上抬起至膝关节完全伸展，同时展髋至90度，双臂亦完全伸展。
- 恢复至初始姿势。重复该动作至规定次数。

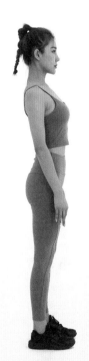
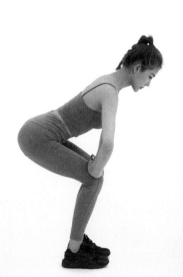
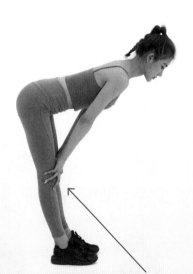

减慢动作的速度，膝关节伸展时切勿锁死。

🏃 **小提示**

全程保持均匀呼吸；过程中如果膝盖感到疼痛，应降低强度或立刻停止。

半蹲

扫一扫，视频同步学

▶ **练习目的**

加强股四头肌力量，有助于髌股关节疼痛综合征、内侧副韧带损伤、半月板损伤、前交叉韧带损伤、膝关节骨性关节炎的预防和康复。

▶ **主要肌肉**

股四头肌、臀大肌。

初始姿势

- 身体成直立站姿，目视前方，双脚分开与肩同宽，双臂自然垂于体侧。

动作过程

- 保持双脚位置不变，身体屈髋屈膝，股四头肌和臀大肌发力，使躯干前倾至髋关节成90度，膝关节屈曲至大腿与地面成45度，同时双臂前平举，双手成掌，掌心朝下。

- 保持该姿势2~3秒，恢复至初始姿势。重复该动作至规定次数。

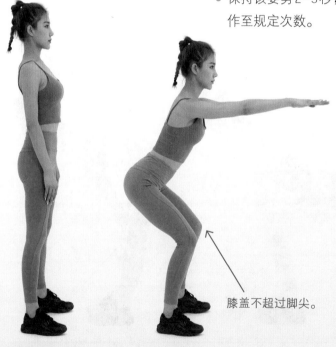

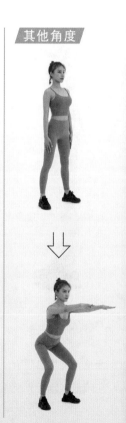

其他角度

膝盖不超过脚尖。

小提示

下蹲时吸气，还原时呼气；过程中如果臀部或大腿感到疼痛，应降低强度或立刻停止。

俯卧扭转-股四头肌拉伸

扫一扫，视频同步学

▶ **练习目的**

提升股四头肌柔韧性，拉伸髌腱，有助于髌股关节疼痛综合征、髌腱炎、内侧副韧带损伤、半月板损伤的预防和康复。

▶ **主要肌肉**

股四头肌。

初始姿势

- 身体俯卧于垫上，双脚分开与肩同宽，双臂侧平展，双手成掌，掌心向下。

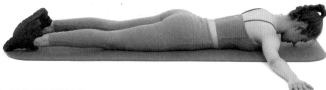

动作过程

- 保持双臂姿势不变，一侧腿向上屈膝90度并向对侧转动至脚掌完全触地。
- 保持该姿势至规定时间。
- 换对侧腿进行同样的拉伸动作。

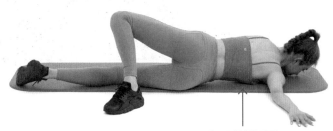

躯干尽量不要离开垫面。

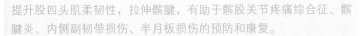 **小提示**

全程保持均匀呼吸；拉伸时如果大腿感到疼痛，应降低强度或立刻停止。

其他角度

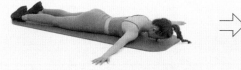 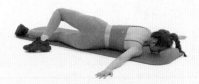

被动拉伸－侧卧式屈膝

扫一扫，视频同步学

▶ 练习目的

提升股四头肌柔韧性，有助于髌股关节疼痛综合征、髌腱炎、内侧副韧带损伤、半月板损伤的预防和康复。

▶ 主要肌肉

股四头肌。

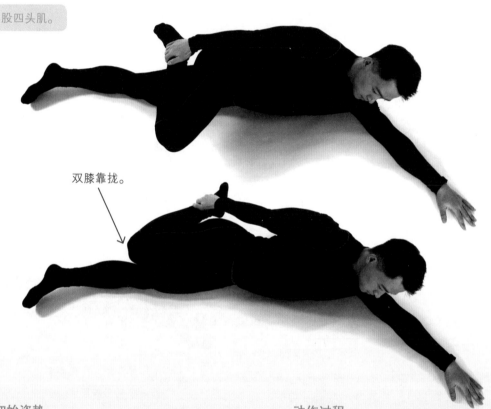

双膝靠拢。

初始姿势

- 身体侧卧于地上（或垫上），下侧腿伸展，上侧腿屈髋屈膝至上侧手臂伸展状态下手可以握住脚踝，下侧手臂向斜上方伸展，掌心接触地面（或垫面）。

动作过程

- 保持躯干姿势不变，上侧手臂向臀部拉动脚踝至最大限度。
- 保持该姿势至规定时间。
- 换对侧腿进行同样的拉伸动作。

🤸 **小提示**

全程保持均匀呼吸；拉伸时如果大腿感到疼痛，应降低强度或立刻停止。

迷你带 – 半蹲 – 侧向走

扫一扫，视频同步学

▶ 练习目的

强化股四头肌力量，有助于髌股关节疼痛综合征、髌腱炎、内侧副韧带损伤、半月板损伤、前交叉韧带损伤、膝关节骨性关节炎的预防和康复。

▶ 主要肌肉

股四头肌、臀部肌群、核心肌群。

初始姿势

- 身体成站姿，目视前方，双臂屈肘，双手置于胸前，双脚分开约一步距离，将迷你带环绕于小腿处，双腿屈膝半蹲，躯干略前倾。

动作过程

- 保持屈髋屈膝的姿势，一侧腿向外侧横向迈步，同时同侧手臂后摆、对侧手臂前摆，之后对侧腿向内侧横向迈步，同时同侧手臂后摆、对侧手臂前摆。
- 重复该动作至规定步数、距离或次数。
- 换对侧方向进行同样的侧向走动作。

 小提示

全程保持均匀呼吸；过程中如果臀部或腿部感到疼痛，应降低强度或立刻停止。

注意核心收紧，在整个动作过程中，背部不要出现屈曲，保持躯干整体稳定、迷你带处于拉紧的状态。

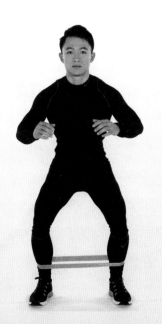

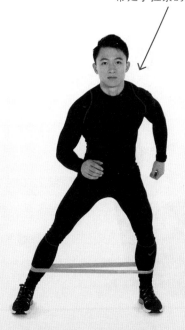

瑞士球–单腿下蹲

扫一扫，视频同步学

▶ **练习目的**

强化股四头肌力量，有助于髌腱炎、内侧副韧带损伤、半月板损伤、前交叉韧带损伤、膝关节骨性关节炎的预防和康复。

▶ **主要肌肉**

股四头肌、臀大肌、腘绳肌、腓肠肌、比目鱼肌、胫骨前肌。

初始姿势

● 身体站立于瑞士球前，背对瑞士球，躯干直立，目视前方，一侧腿伸展支撑身体，另一侧腿屈髋抬起约45度，双臂外展并向内屈肘，双手扶于腰间。

动作过程

● 保持单腿支撑姿势不变，支撑腿屈髋屈膝约90度下蹲至臀部接触瑞士球表面。

● 保持该姿势2~3秒，恢复至初始姿势。重复该动作至规定次数。

● 换对侧腿进行同样的动作。

 小提示

身体下蹲时吸气，上升时呼气；过程中如果臀部或大腿感到疼痛，应降低强度或立刻停止。

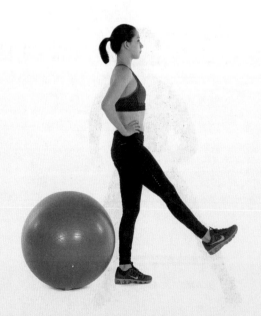

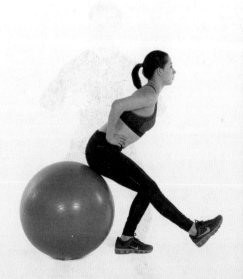

深蹲跳

扫一扫，视频同步学

▶ 练习目的

强化下肢整体功能及落地缓冲动作模式，有助于内侧副韧带损伤、半月板损伤、膝关节骨性关节炎、踝关节韧带损伤、跟腱断裂、跟腱炎的预防和康复。

▶ 主要肌肉

股四头肌、臀大肌、腘绳肌、腓肠肌、比目鱼肌、胫骨前肌。

初始姿势

- 身体成直立站姿，目视前方，双脚分开与肩同宽，双臂自然垂于体侧。

小提示

跳起时呼气，还原时吸气；过程中如果臀部或腿部感到疼痛，应降低强度或立刻停止。

动作过程

- 保持双脚位置不变，躯干前倾约45度，屈髋屈膝至大腿与地面平行，同时双臂前平举，双手成掌，掌心朝下。

- 双脚用力蹬地使身体快速向上伸展跳起，同时双臂向下摆动至身体两侧。

- 落下后恢复至初始姿势。重复该动作至规定次数。

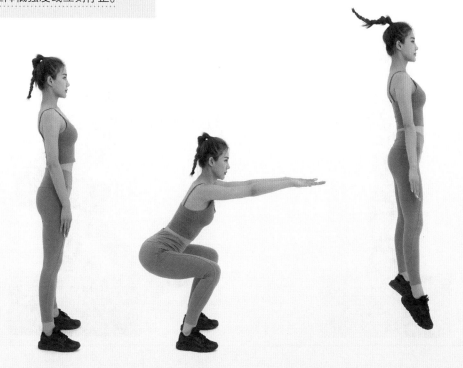

单腿下蹲训练

扫一扫，视频同步学

▶ 练习目的

加强股四头肌力量，有助于内侧副韧带损伤、半月板损伤的预防和康复。

▶ 主要肌肉

股四头肌、臀大肌、腘绳肌、腓肠肌、比目鱼肌、胫骨前肌。

小提示

下蹲时吸气，站起时呼气；过程中如果臀部或腿部感到疼痛，应降低强度或立刻停止。

初始姿势

● 身体直立站于跳箱上，目视前方，双臂自然垂于体侧，一侧脚站于跳箱边缘单独支撑身体，另一侧脚悬空于跳箱外侧。

动作过程

● 站于跳箱上的腿屈髋屈膝至大腿平行于地面，同时躯干前倾，双臂前平举，另一侧腿向前伸展至与地面成45度。

● 保持该姿势2~3秒，恢复至初始姿势。重复该动作至规定次数。

● 换对侧进行同样的动作。

动作过程中保持身体稳定。

侧卧－直腿抬腿

扫一扫，视频同步学

▶ 练习目的

增强腹部肌肉力量，有助于急性腰扭伤的预防和康复。

▶ 主要肌肉

腹内斜肌、腹外斜肌、臀中肌。

初始姿势

● 身体侧卧于垫上，双脚并拢，上侧手臂外展并屈肘，手扶于耳后，下侧手臂向内屈肘，手扶于对侧髋部。

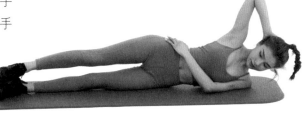

动作过程

● 保持下侧腿姿势不变，上侧腿外展至最大限度，同时躯干向上侧屈，上侧手臂随之移动至肘关节与同侧膝关节相触。

身体在一个平面内运动。

● 保持该姿势2~3秒，恢复至初始姿势。重复该动作至规定次数。

● 换对侧腿进行同样的动作。

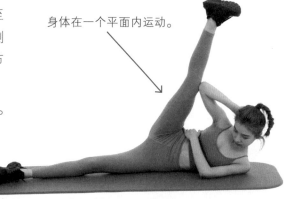

🤸 小提示

抬腿时呼气，还原时吸气；过程中如果大腿感到疼痛，应降低强度或立刻停止。

其他角度

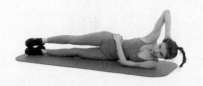 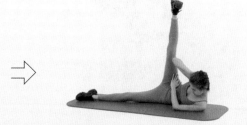

被动拉伸–动态坐式拉动脚踝

扫一扫，视频同步学

▶ **练习目的**

提升踝关节灵活性，有助于踝关节韧带损伤、跟腱断裂、跟腱炎的预防和康复。

▶ **主要肌肉**

胫骨前肌。

初始姿势

- 身体坐于与膝盖同高的跳箱之上，一侧腿自然屈膝支撑，另一侧腿上抬屈膝，将脚踝置于对侧腿膝盖之上。上抬腿侧手臂前伸，手掌扶于同侧腿膝盖；对侧手臂前展，用手握住前脚掌。

动作过程

- 保持身体姿势不变，用手将脚掌向内拉伸至目标肌肉有一定程度的拉伸感。
- 保持该姿势2~3秒，恢复至初始姿势。重复该动作至规定次数。
- 换对侧脚进行同样的拉伸动作。

小提示

全程保持均匀呼吸；拉伸时如果脚踝感到疼痛，应降低强度或立刻停止。

不要弓背。

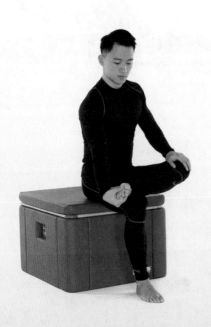

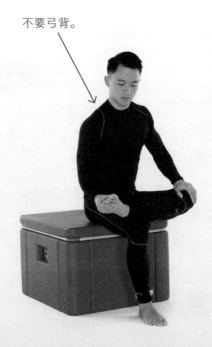

主动拉伸–动态坐式转动脚踝

扫一扫，视频同步学

▶ 练习目的

提升踝关节灵活性，有助于踝关节韧带损伤的预防和康复。

▶ 主要肌肉

胫骨前肌、腓肠肌、比目鱼肌、胫骨后肌、腓骨长肌、腓骨短肌、趾长伸肌。

小提示

全程保持均匀呼吸；拉伸时如果脚踝感到疼痛，应降低强度或立刻停止。

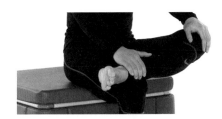

不要弓背。

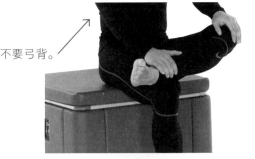

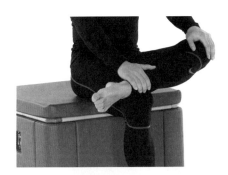

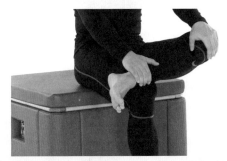

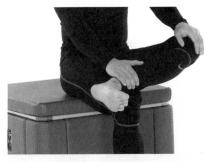

初始姿势

- 身体坐于与膝盖同高的跳箱之上，一侧腿自然屈膝支撑，另一侧腿上抬屈膝，将脚踝置于对侧腿膝盖之上。上抬腿侧手臂前伸，手掌扶于同侧腿膝盖；对侧手臂前展，手掌扶于脚踝。

动作过程

- 保持身体姿势不变，前脚掌向上、向前、向下、向后转动，使踝关节环绕旋转至目标肌肉有一定程度的拉伸感。

- 重复该动作至规定时间或次数。

- 换对侧脚进行同样的动作。

113

弹力带－坐姿－单侧踝跖屈

扫一扫，视频同步学

▶ **练习目的**

加强踝关节跖屈力量，有助于踝关节韧带损伤、跟腱断裂、跟腱炎的预防和康复。

▶ **主要肌肉**

腓肠肌、比目鱼肌。

初始姿势

- 身体坐于与腰部同高的跳箱之上，躯干直立，目视前方，双腿屈髋屈膝，小腿自然下垂。双臂前伸，将弹力带一端固定于一侧脚前脚掌处且踝关节背屈约45度，弹力带另一端由双手交叠紧握并置于膝关节上方，保持弹力带有一定张力但不紧绷。

动作过程

- 保持躯干姿势不变，小腿后侧发力，踝关节跖屈使前脚掌向下拉伸弹力带至最大限度。
- 保持该姿势2~3秒，恢复至初始姿势。重复该动作至规定次数。
- 换对侧进行同样的动作。

> **小提示**
>
> 跖屈时呼气，还原时吸气；过程中如果脚踝感到疼痛，应降低强度或立刻停止。

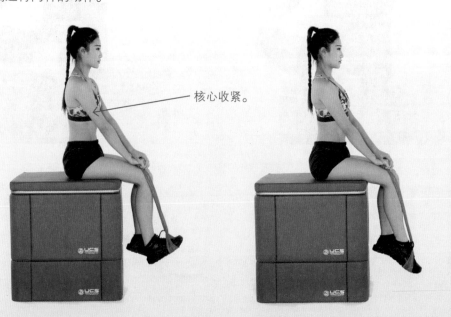

核心收紧。

弹力带－坐姿－单侧踝背屈

扫一扫，视频同步学

▶ **练习目的**

加强踝关节背屈力量，有助于踝关节韧带损伤、跟腱断裂、跟腱炎的预防和康复。

▶ **主要肌肉**

胫骨前肌。

初始姿势

- 身体坐于与腰部同高的跳箱之上，躯干直立，目视前方，双腿屈髋屈膝，小腿自然下垂。双臂下展，双手扶于跳箱边缘。将弹力带一端固定于一侧脚前脚掌处且踝关节跖屈约90度，弹力带另一端固定于跳箱底部，保持弹力带有一定张力但不紧绷。

动作过程

- 保持躯干姿势不变，小腿前侧发力，踝关节背屈使前脚掌向上拉伸弹力带至最大限度。
- 保持该姿势2~3秒，恢复至初始姿势。重复该动作至规定次数。
- 换对侧进行同样的动作。

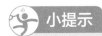 **小提示**

背屈时呼气，还原时吸气；过程中如果脚踝感到疼痛，应降低强度或立刻停止。

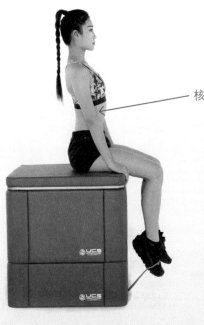

核心收紧。

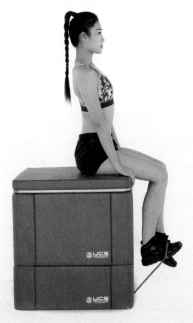

坐姿－小腿拉伸

扫一扫，视频同步学

▶ **练习目的**

提升小腿三头肌的柔韧性，有助于跟腱断裂的预防和康复。

▶ **主要肌肉**

腓肠肌、比目鱼肌。

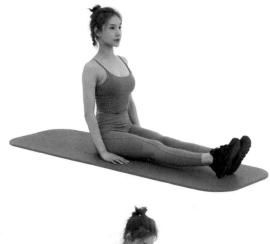

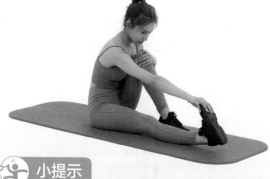

初始姿势

- 身体坐于垫上，躯干直立，目视前方，双腿并拢向前伸展，双臂自然垂于体侧，双手掌心朝下接触垫面。

动作过程

- 躯干略微前倾，一侧腿向后屈曲至大腿与胸腹部贴紧且全脚掌着地，同侧手臂内屈，手掌扶于膝盖处；另一侧腿保持伸展，手臂前伸至用手抓住脚尖，并发力使踝关节背屈，脚尖向躯干方向靠近至目标肌肉有一定程度的拉伸感。

- 保持该姿势至规定时间。

- 换对侧腿进行同样的拉伸动作。

小提示

全程保持均匀呼吸；拉伸时如果小腿感到疼痛，应降低强度或立刻停止。

其他角度

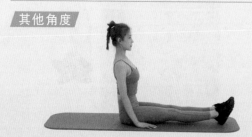

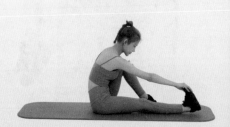

单脚－站立

扫一扫，视频同步学

▶ **练习目的**

训练踝关节本体感觉，有助于踝关节韧带损伤、跟腱断裂、跟腱炎的预防和康复。

▶ **主要肌肉**

腓肠肌、比目鱼肌、胫骨前肌、腘绳肌。

初始姿势

- 身体成直立站姿，目视前方，双腿并拢，双臂外展并向内屈肘，双手扶于腰间。

动作过程

- 保持躯干和手臂姿势不变，一侧腿单独支撑身体，另一侧腿向后屈膝约90度，同时脚背尽量绷直。
- 保持该姿势至规定时间。
- 换对侧腿进行同样的屈膝动作。

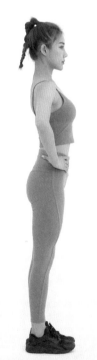

动作过程中，躯干收紧，控制身体平衡。

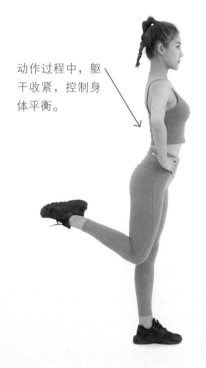

其他角度

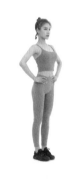

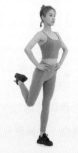

小提示

全程保持均匀呼吸；过程中如果脚踝或腿部感到疼痛，应降低强度或立刻停止。

直腿－腓肠肌拉伸

扫一扫，视频同步学

▶ 练习目的

提升腓肠肌柔韧性，有助于跟腱断裂的预防和康复。

▶ 主要肌肉

腓肠肌。

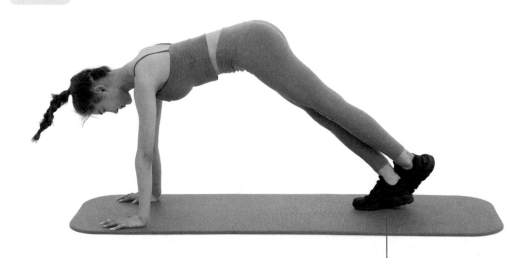

拉伸过程脚掌尽量
贴住垫面。

初始姿势

- 身体俯卧于垫上，双臂下展，双手成掌，掌心接触垫面支撑身体，躯干挺直并与头部、颈部成一条直线，髋部抬起至略高于肩部。双腿伸展，一侧腿全脚掌着地支撑身体，使腓肠肌有中等强度拉伸感，另一侧腿微微抬起，使小腿叠放在对侧小腿之上，脚部置于对侧脚外侧，脚尖着地。

动作过程

- 保持该姿势至规定时间。
- 换对侧腿进行同样的拉伸动作。

其他角度

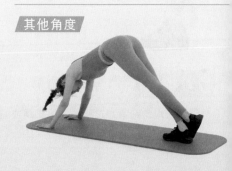

小提示

全程保持均匀呼吸；拉伸时如果臀部或腿部感到疼痛，应降低强度或立刻停止。

筋膜球–足底筋膜放松

扫一扫，视频同步学

▶ 练习目的

提升足底柔韧性，放松足底筋膜，有助于足底筋膜炎的预防和康复。

▶ 主要肌肉

足底筋膜。

小提示

全程保持均匀呼吸；滚压时如果足底感到疼痛难忍，应降低强度或立刻停止。

身体放松，利用身体重量下压。

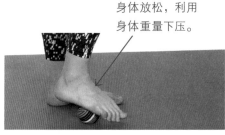

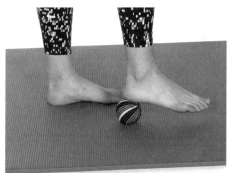

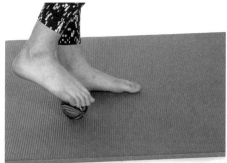

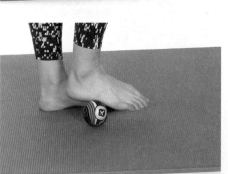

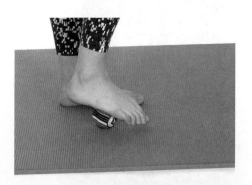

初始姿势

- 身体站立于垫上，躯干直立，目视前方，一侧腿略屈髋屈膝，将筋膜球置于足底与垫子之间。

动作过程

- 保持身体姿势不变，脚向前、后、左、右移动，使筋膜球在足底滚动。
- 滚动筋膜球至规定时间。
- 换对侧脚进行同样的放松动作。

被动拉伸－坐式足部按摩

扫一扫，视频同步学

▶ 练习目的

提升足底柔韧性，有助于足底筋膜炎的预防和康复。

▶ 主要肌肉

足底筋膜。

初始姿势

● 身体坐于与膝盖同高的跳箱之上，一侧腿自然
屈膝支撑，另一侧腿上抬屈膝，将脚踝置于对
侧腿膝盖之上，双臂前展，双手握住上抬腿的
脚背，用拇指按压足弓。

动作过程

● 保持身体姿势不变，拇指略微施力并来回按摩。

● 按摩至规定时间。

● 换对侧脚进行同样的按摩动作。

小提示

全程保持均匀呼吸；按摩时如果足底
感到疼痛，应降低强度或立刻停止。

躯干尽量保持直立，
不要弯腰弓背。

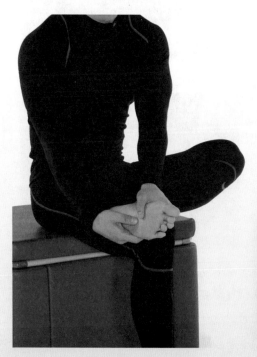

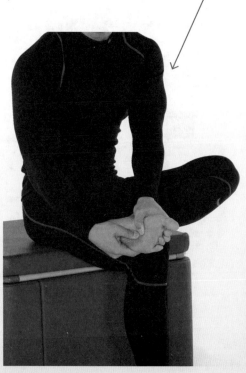

弹力带－俯卧－肩关节水平后伸

扫一扫，视频同步学

▶ **练习目的**

强化肩胛带肌群力量，有助于肩袖损伤、肩峰下撞击综合征的预防和康复。

▶ **主要肌肉**

三角肌、冈上肌、冈下肌、小圆肌、肩胛下肌。

初始姿势

- 身体俯卧于卧推凳上，双腿并拢，一侧肩位于卧推凳边缘，同侧手臂向侧下方伸展至与地面成45度，手部紧握弹力带一端，拳心向下，弹力带另一端固定于卧推凳底部，保持弹力带有一定张力但不紧绷，另一侧手臂自然置于体侧。

动作过程

- 保持躯干和腿部姿势不变，背部发力使紧握弹力带的手臂继续上抬至侧平举姿势。
- 保持该姿势2~3秒，恢复至初始姿势。重复该动作至规定次数。
- 换对侧手臂进行同样的动作。

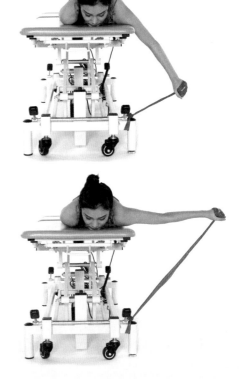

胸部贴紧卧推凳。

小提示

手臂上抬时呼气，还原时吸气；过程中如果肩部感到疼痛，应降低强度或立刻停止。

其他角度

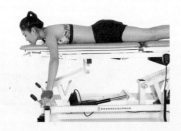
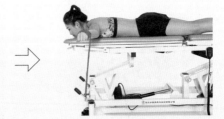

俯卧-T字

扫一扫，视频同步学

▶ **练习目的**

强化肩胛带肌群力量，有助于肩袖损伤、肩峰下撞击综合征的预防和康复。

▶ **主要肌肉**

三角肌、冈上肌、冈下肌、小圆肌、肩胛下肌、斜方肌、菱形肌。

初始姿势

● 身体俯卧于垫上，双腿并拢，双臂向两侧伸展至与躯干成T字形，双手握拳，拳心向前，拇指朝上。

动作过程

● 保持躯干和腿部姿势不变，肩胛骨向内、向下收缩，上背部发力使双臂向上抬起至最大限度。

● 保持该姿势2~3秒，恢复至初始姿势。重复该动作至规定次数。

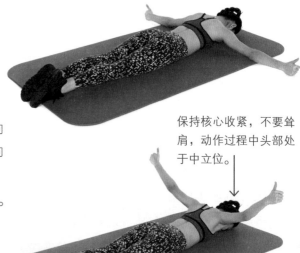

保持核心收紧，不要耸肩，动作过程中头部处于中立位。

🤸 **小提示**

双臂抬起时呼气，还原时吸气；过程中如果肩部感到疼痛，应降低强度或立刻停止。

其他角度

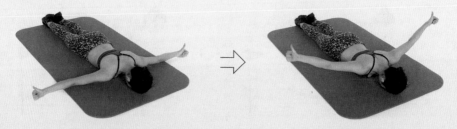

俯卧－Y字

扫一扫，视频同步学

▶ **练习目的**

强化肩胛带肌群力量，有助于肩袖损伤、肩峰下撞击综合征的预防和康复。

▶ **主要肌肉**

三角肌、冈上肌、冈下肌、小圆肌、肩胛下肌、斜方肌、菱形肌。

初始姿势

- 身体俯卧于垫上，双腿并拢，双臂向侧上方伸展至与躯干成Y字形，双手握拳，拳心相对，拇指朝上。

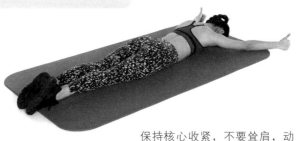

动作过程

- 保持躯干和腿部姿势不变，肩胛骨向内、向下收缩，上背部发力使双臂向上抬起至最大限度。

- 保持该姿势2~3秒，恢复至初始姿势。重复该动作至规定次数。

保持核心收紧，不要耸肩，动作过程中头部处于中立位。

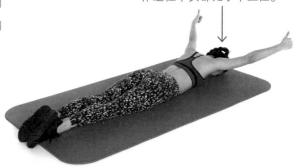

小提示

双臂抬起时呼气，还原时吸气；过程中如果肩部感到疼痛，应降低强度或立刻停止。

其他角度

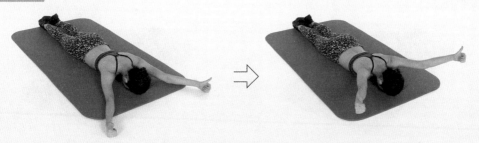

俯卧－W字

扫一扫，视频同步学

▶ 练习目的

> 强化肩胛带肌群力量，有助于肩袖损伤、肩峰下撞击综合征的预防和康复。

▶ 主要肌肉

> 三角肌、冈上肌、冈下肌、小圆肌、肩胛下肌、斜方肌、菱形肌。

保持核心收紧，不要耸肩，动作过程中头部处于中立位。

初始姿势

- 身体俯卧于垫上，双腿并拢，双臂上抬屈肘至与躯干成W字形，双手握拳，拳心相对，拇指朝上。

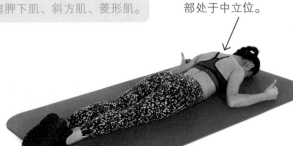

动作过程

- 保持躯干和腿部姿势不变，肩胛骨向内、向下收缩，上背部发力使双臂向上抬起至最大限度。
- 保持该姿势2~3秒，恢复至初始姿势。重复该动作至规定次数。

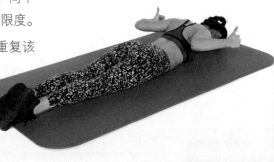

小提示

双臂抬起时呼气，还原时吸气；过程中如果肩部感到疼痛，应降低强度或立刻停止。

其他角度

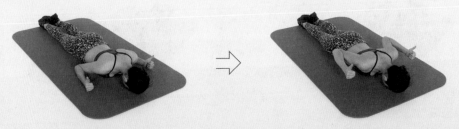

弹力带 – 站姿 – 单臂侧平举

扫一扫，视频同步学

▶ 练习目的

强化冈上肌力量，有助于肩峰下撞击综合征的预防和康复。

▶ 主要肌肉

冈上肌、三角肌。

初始姿势

- 身体成站姿，躯干直立，目视前方，双脚前后分开约半步距离，将弹力带中间置于前侧脚掌之下，双手紧握弹力带的两端，保持弹力带有一定张力但不紧绷。前侧手臂自然垂于体侧，对侧手臂向侧面抬起约30度。

动作过程

- 保持躯干和腿部姿势不变，肩部发力使侧抬的手臂继续上抬至侧平举姿势。
- 保持该姿势2~3秒，恢复至初始姿势。重复该动作至规定次数。
- 换对侧手臂进行同样的动作。

核心收紧，不要耸肩。

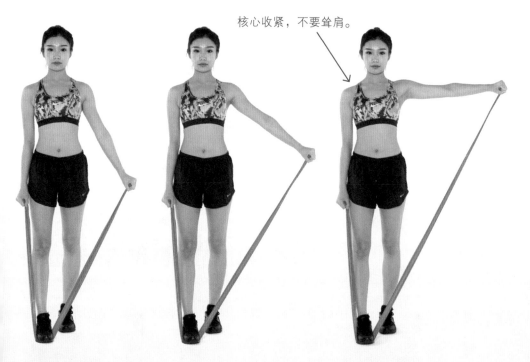

🏃 **小提示**

手臂上举时呼气，还原时吸气；过程中如果手臂感到疼痛，应降低强度或立刻停止。

跪姿-胸部拉伸

扫一扫，视频同步学

▶ **练习目的**

提升胸部肌肉柔韧性，有助于肩袖损伤、肩峰下撞击综合征的预防和康复。

▶ **主要肌肉**

胸大肌、胸小肌。

初始姿势

- 身体跪坐于垫面，躯干直立，目视前方，双腿并拢，双臂外展且向内屈肘，双手交叠放于腰后，掌心向后。

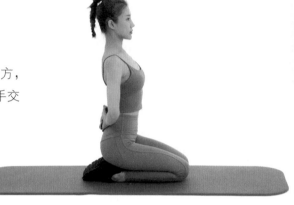

动作过程

- 保持腿部姿势不变，双臂后展使肩关节水平外展至最大幅度，同时向前挺胸且肩胛骨内收至胸部有中等强度拉伸感。

- 保持该姿势2~3秒，恢复至初始姿势。重复该动作至规定次数。

动作过程中，头部保持中立位。

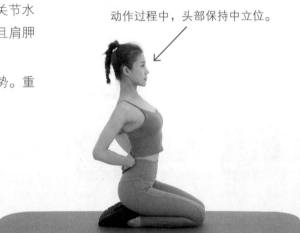

🤸 **小提示**

全程保持均匀呼吸；过程中如果胸部感到疼痛，应降低强度或立刻停止。

其他角度

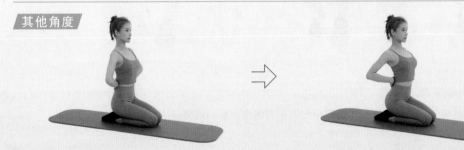

弹力带－站姿－双臂水平后拉

扫一扫，视频同步学

▶ **练习目的**

强化肩胛胸壁肌肉力量，有助于肩袖损伤、肩峰下撞击综合征的预防和康复。

▶ **主要肌肉**

斜方肌、菱形肌、背阔肌、三角肌。

初始姿势

● 身体成直立站姿，目视前方，双脚分开与肩同宽，双臂向前下方伸展，双手分别紧握弹力带两端，弹力带中间固定于体前同等高度的位置，保持弹力带有一定张力但不紧绷。

动作过程

● 保持躯干和腿部姿势不变，肩部发力使双臂向后屈肘拉伸弹力带至双手到达腰部两侧的位置。

● 保持该姿势2~3秒，恢复至初始姿势。重复该动作至规定次数。

核心收紧，
不要耸肩。

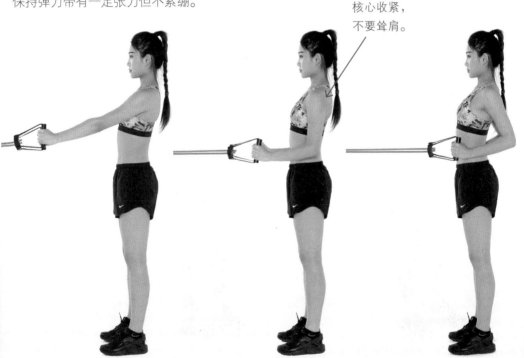

小提示

手臂后拉时呼气，还原时吸气；过程中如果手臂感到疼痛，应降低强度或立刻停止。

站姿－W字变Y字

▶ **练习目的**

强化肩胛带肌群力量，有助于肩峰下撞击综合征的预防和康复。

扫一扫，视频同步学

▶ **主要肌肉**

菱形肌、斜方肌、背阔肌、三角肌、冈上肌、冈下肌、小圆肌、肩胛下肌。

初始姿势

- 身体成站姿，目视前方，双脚分开与肩同宽，躯干前倾至髋关节成90度，膝关节屈曲至大腿与地面约成60度，肩胛骨向内、向下收紧，双臂上抬屈肘至与躯干成W字形，双手握拳，拳心相对，拇指朝上。

动作过程

- 保持躯干和腿部姿势不变，双臂向侧上方伸展至与躯干成Y字形。
- 保持该姿势2~3秒，恢复至初始姿势。重复该动作至规定次数。

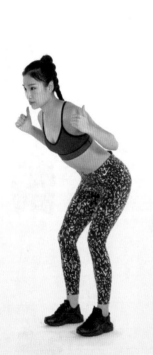
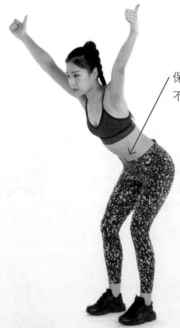

保持核心收紧，背部平直，不要弓背塌腰和耸肩。

小提示

全程保持均匀呼吸；过程中如果肩部感到疼痛，应降低强度或立刻停止。

弹力带－站姿－肩关节内旋

扫一扫，视频同步学

▶ **练习目的**

强化肩胛下肌力量，有助于肩峰下撞击综合征的预防和康复。

▶ **主要肌肉**

肩胛下肌、大圆肌、三角肌、胸大肌。

初始姿势

● 身体成直立站姿，目视前方，双脚分开
与肩同宽，一侧手臂肘关节上屈且肩关节
略微外旋，手部紧握弹力带一端，弹力带
另一端固定于体侧同等高度的位置，保持
弹力带有一定张力但不紧绷，另一侧手臂
自然垂于体侧。

动作过程

● 保持躯干和腿部姿势不变，屈肘的手臂肩
关节内旋，将弹力带一端拉至对侧腰部。

● 保持该姿势2~3秒，恢复至初始姿势。重
复该动作至规定次数。

● 换对侧手臂进行同样的动作。

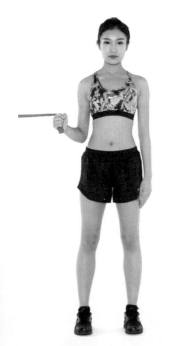
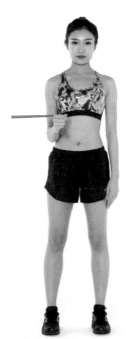
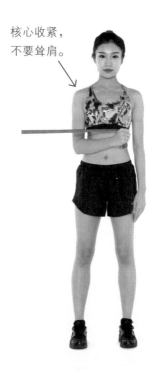

核心收紧，
不要耸肩。

小提示

手臂内旋时呼气，还原时吸气；过程中如果手臂感到

疼痛，应降低强度或立刻停止。

瑞士球－上斜－I字

▶ **练习目的**

强化肩胛带肌群力量，有助于肩峰下撞击综合征的预防和康复。

扫一扫，视频同步学

▶ **主要肌肉**

三角肌、冈上肌、冈下肌、小圆肌、肩胛下肌、斜方肌、菱形肌、核心肌群。

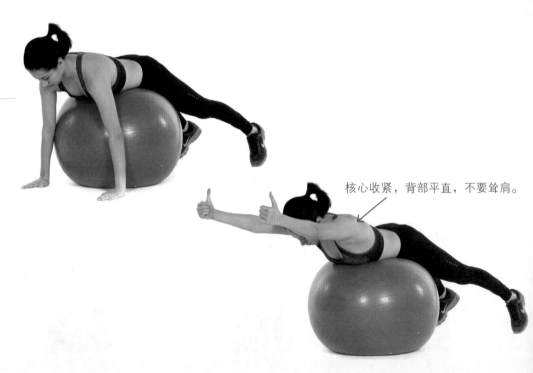

核心收紧，背部平直，不要耸肩。

初始姿势

- 身体俯卧于瑞士球上，以腹部为中心与瑞士球表面接触，躯干平直，目视下方，双腿伸展，脚尖点地支撑身体，双臂下展，双手成掌，掌心贴地支撑身体。

动作过程

- 保持躯干和腿部姿势不变，双侧肩胛骨收紧，双臂向前平举至与躯干成I字形，双手握拳，拳心相对，拇指朝上。
- 保持该姿势2~3秒，恢复至初始姿势。重复该动作至规定次数。

小提示

双臂抬起时呼气，还原时吸气；过程中如果肩部感到疼痛，应降低强度或立刻停止。

弹力带－站姿－肩关节外展

扫一扫，视频同步学

▶ 练习目的

强化冈上肌力量，有助于肩峰下撞击综合征的预防和康复。

▶ 主要肌肉

冈上肌、三角肌。

初始姿势

- 身体成直立站姿，目视前方，双臂自然垂于体侧，双脚分开与肩同宽，将弹力带一端置于一侧脚掌之下，同侧手紧握弹力带的另一端，拳心向后，保持弹力带有一定张力但不紧绷。

动作过程

- 保持躯干和腿部姿势不变，肩部发力使紧握弹力带的手臂外展至侧平举姿势。
- 保持该姿势2~3秒，恢复至初始姿势。重复该动作至规定次数。
- 换对侧手臂进行同样的动作。

核心收紧，
不要耸肩。

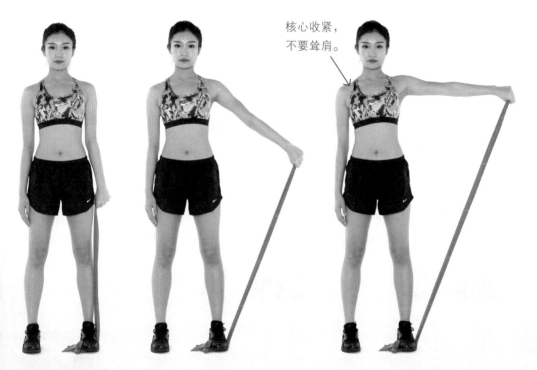

 小提示

手臂外展时呼气，还原时吸气；过程中如果手臂感到疼痛，应降低强度或立刻停止。

哑铃－双侧伸腕练习

扫一扫，视频同步学

▶ **练习目的**

增强腕伸肌力量，有助于高尔夫球肘、网球肘、腕关节扭伤、腕管综合征、腕肌腱炎、腕伸肌拉伤的预防和康复。

▶ **主要肌肉**

桡侧腕伸肌、尺侧腕伸肌。

初始姿势

- 身体坐于训练椅上，躯干前倾约45度，双脚分开与肩同宽，双腿自然屈膝90度支撑身体，双臂前伸使肘关节置于膝关节上方，双手各握一个哑铃，拳心向内。

动作过程

- 保持身体姿势不变，前臂肌群发力使腕关节背伸到最大限度。
- 保持该姿势2~3秒，恢复至初始姿势。重复该动作至规定次数。

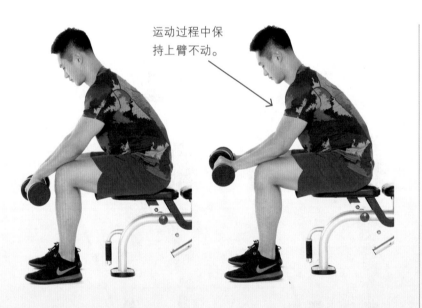

运动过程中保持上臂不动。

其他角度

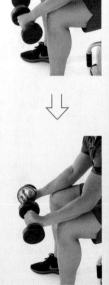

小提示

伸腕时呼气，还原时吸气；过程中如果手腕感到疼痛，应降低强度或立刻停止。

主动拉伸－动态屈伸手腕

扫一扫，视频同步学

▶ **练习目的**

提升腕部肌群柔韧性，有助于高尔夫球肘、网球肘、腕关节扭伤、腕管综合征、腕肌腱炎、腕伸肌拉伤、腕屈肌拉伤的预防和康复。

▶ **主要肌肉**

桡侧腕屈肌、尺侧腕屈肌、桡侧腕伸肌、尺侧腕伸肌。

初始姿势

- 身体成直立站姿，目视前方，双脚分开与肩同宽，双臂前平举，双手成掌，掌心相对。

动作过程

- 保持躯干、下身和双臂姿势不变，双手向内屈腕至目标肌肉有一定程度的拉伸感。保持该姿势2~3秒。

- 保持躯干、下身和双臂姿势不变，双手向外伸腕至目标肌肉有一定程度的拉伸感。保持该姿势2~3秒。

- 重复该动作至规定次数。

小提示

全程保持均匀呼吸；拉伸时如果手腕感到疼痛，应降低强度或立刻停止。

保持身体放松，不要弓背或耸肩。

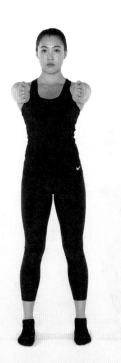
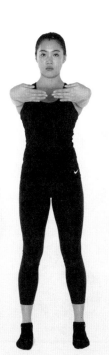
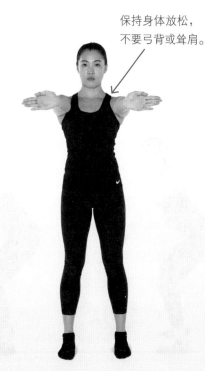

133

主动拉伸－动态瑞士球手腕环转

扫一扫，视频同步学

▶ **练习目的**

激活及强化前臂肌群功能，有助于高尔夫球肘、网球肘、腕关节扭伤、腕管综合征、腕肌腱炎、腕伸肌拉伤、腕屈肌拉伤的预防和康复。

▶ **主要肌肉**

桡侧腕屈肌、尺侧腕屈肌、桡侧腕伸肌、尺侧腕伸肌。

初始姿势

- 身体站于瑞士球前约半臂距离，双脚分开与肩同宽，双腿屈髋90度、屈膝45度使身体成半蹲姿势，一侧手臂向前斜下方伸展，手掌微屈，手指伸直，指尖放于瑞士球顶端表面上，另一侧手臂向下伸展，手扶于同侧膝关节之上。

动作过程

- 保持身体姿势不变，腕关节以顺时针方向旋转，使瑞士球旋转的同时目标肌肉也有中等强度拉伸感。
- 旋转至规定次数或时间。
- 保持身体姿势不变，腕关节以逆时针方向旋转，使瑞士球旋转的同时目标肌肉也有中等强度拉伸感。
- 旋转至规定次数或时间。
- 换对侧手臂进行同样的动作。

小提示

全程保持均匀呼吸；过程中如果手腕感到疼痛，应降低强度或立刻停止。

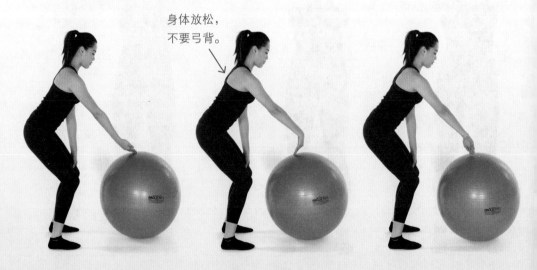

身体放松，不要弓背。

筋膜球－腕伸肌放松

▶ 练习目的

提升腕部肌群柔韧性，有助于网球肘、腕肌腱炎、腕伸肌拉伤的预防和康复。

▶ 主要肌肉

桡侧腕伸肌、尺侧腕伸肌。

初始姿势

- 身体坐于垫上，躯干直立，目视前方，双腿向两侧伸展至最大限度，一侧手臂向上屈肘，手心朝上，手部下方的垫子上放置一块瑜伽砖，将筋膜球置于手腕与瑜伽砖之间，另一侧手臂向下伸展，掌心接触垫面支撑身体。

身体放松，用前臂来回滚压。

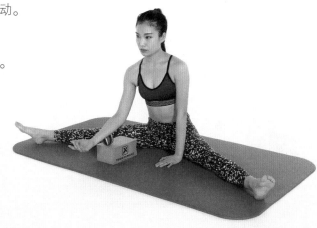

动作过程

- 保持躯干和腿部姿势不变，压球手臂前后移动使球在前臂下方来回滚动。
- 滚动筋膜球至规定时间。
- 换对侧手臂进行同样的滚压动作。

🤾 小提示

全程保持均匀呼吸；滚压时如果手臂感到疼痛难忍，应降低强度或立刻停止。

135

哑铃－双侧屈腕练习

扫一扫，视频同步学

▶ **练习目的**

增强腕屈肌力量，有助于腕关节扭伤、腕肌腱炎、腕屈肌拉伤的预防和康复。

▶ **主要肌肉**

桡侧腕屈肌、尺侧腕屈肌。

初始姿势

- 身体坐于训练椅上，躯干前倾约45度，双脚分开与肩同宽，双腿自然屈膝90度支撑身体，双臂前伸使肘关节置于膝关节上方，双手各握一个哑铃，拳心向上。

动作过程

- 保持身体姿势不变，前臂肌群发力使腕关节掌屈到最大限度。
- 保持该姿势2~3秒，恢复至初始姿势。重复该动作至规定次数。

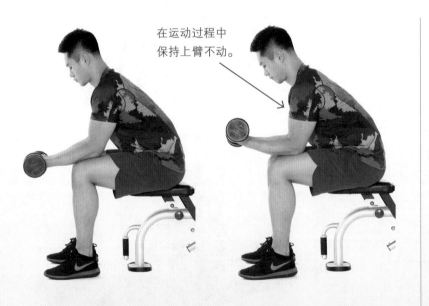

在运动过程中保持上臂不动。

其他角度

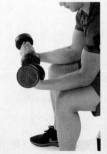

小提示

屈腕时呼气，还原时吸气；过程中如果手腕感到疼痛，应降低强度或立刻停止。

侧腹部拉伸

扫一扫，视频同步学

▶ 练习目的

提升躯干柔韧性，有助于急性腰扭伤的预防和康复。

▶ 主要肌肉

腹内斜肌、腹外斜肌、腰方肌。

初始姿势

- 身体成站姿，躯干直立，目视前方，一侧腿向对侧屈髋并使脚置于对侧脚的外侧，双腿成交叠状态，双臂向上伸展，双手成掌，掌心相贴。

动作过程

- 保持下身姿势不变，躯干侧屈至腰方肌有中等强度拉伸感。
- 保持该姿势2~3秒，恢复至初始姿势。重复该动作至规定次数。
- 换对侧方向进行同样的动作。

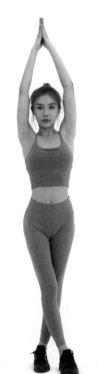

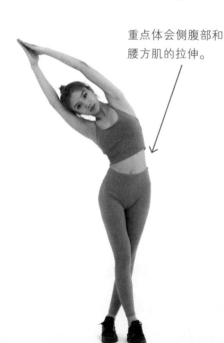

重点体会侧腹部和腰方肌的拉伸。

其他角度

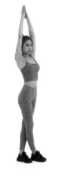

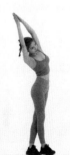

🤸 **小提示**

全程保持均匀呼吸；拉伸时如果腰腹部感到疼痛，应降低强度或立刻停止。

过顶－交替收腿

扫一扫，视频同步学

▶ **练习目的**

增强腹部肌肉力量，有助于急性腰扭伤的预防和康复。

▶ **主要肌肉**

腹直肌、腹内斜肌、腹外斜肌。

初始姿势

- 身体坐于垫上，躯干后倾，双臂伸直且前斜上举，一侧腿向后屈髋屈膝至大腿垂直于地面，另一侧腿伸展但不接触垫面。

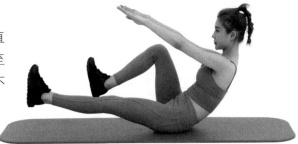

动作过程

- 保持躯干和双臂姿势不变，屈髋屈膝腿伸展但不接触垫面，伸展腿屈髋屈膝至大腿垂直于地面。
- 重复双腿交替动作至规定次数。

整个动作过程保持身体稳定、核心收紧，躯干不得随意晃动。

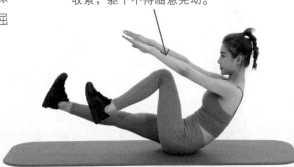

小提示

全程保持均匀呼吸；过程中如果腹部感到疼痛，应降低强度或立刻停止。

其他角度

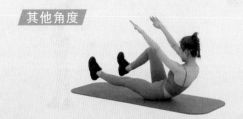 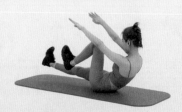

筋膜球－踝关节两侧放松

扫一扫，视频同步学

▶ 练习目的

放松踝关节周围肌肉，有助于踝关节韧带损伤、跟腱炎、足底筋膜炎的预防和康复。

▶ 主要肌肉

踇长屈肌、腓骨长肌、腓骨短肌。

小提示

全程保持均匀呼吸；按压时如果脚踝感到疼痛难忍，应降低强度或立刻停止。

初始姿势

- 身体坐于垫上，躯干直立，目视前方，一侧腿向外伸展至最大限度，另一侧腿膝关节内屈至最大限度；屈曲腿同侧手臂内屈，用手握住脚踝上方固定住踝关节，对侧手臂内屈，手持一个筋膜球置于屈曲腿踝关节内侧与掌心之间，再将另一个筋膜球置于同侧腿踝关节外侧与垫子之间。

动作过程

- 保持身体姿势不变，持球手向下施加一定压力，按压踝关节两侧。

- 保持该姿势至规定时间。

- 换对侧脚踝进行同样的放松动作。

身体放松，手部缓慢向下施加压力。

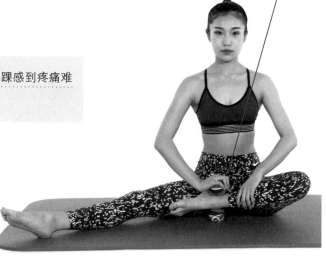

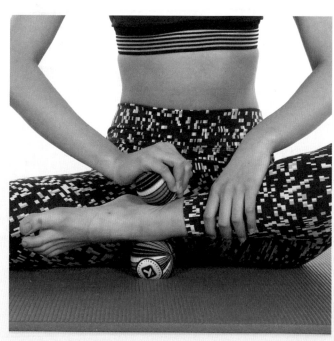

哑铃－侧卧－单侧肩外旋

▶ **练习目的**

强化冈下肌力量，有助于肩袖损伤、肩峰下撞击综合征的预防和康复。

扫一扫，视频同步学

▶ **主要肌肉**

冈下肌、小圆肌、三角肌。

动作过程始终保持
上臂紧贴躯干。

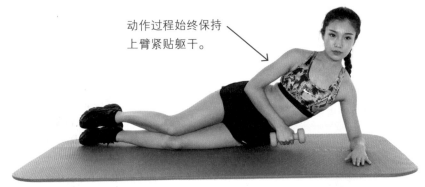

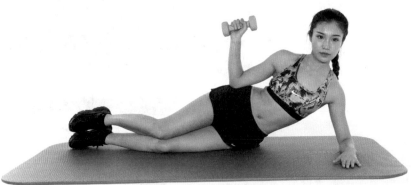

初始姿势

- 身体侧卧于垫上，双腿并拢且略微屈膝，躯干向上侧屈抬起，下侧手臂屈肘，前臂接触垫面支撑身体，上侧手臂向内屈肘90度，手握哑铃置于下侧腰部前侧，不要接触垫面。

动作过程

- 保持躯干和腿部姿势不变，上侧手臂以上臂为轴外旋至最大限度。

- 保持该姿势2~3秒，恢复至初始姿势。重复该动作至规定次数。

- 换对侧手臂进行同样的动作。

🤸 **小提示**

手臂外旋时呼气，还原时吸气；过程中如果肩部或手臂感到疼痛，应降低强度或立刻停止。

弹力带－旋转上提

扫一扫，视频同步学

▶ **练习目的**

强化上肢神经肌肉控制，有助于肩袖损伤、肩峰下撞击综合征的预防和康复。

▶ **主要肌肉**

三角肌、腹内斜肌、腹外斜肌。

初始姿势

- 身体成站姿，双脚分开大于肩宽，身体向一侧旋转90度，双臂向同侧斜下方45度伸展，双手紧握弹力带一端，弹力带另一端固定于体侧地面位置，保持弹力带有一定张力但不紧绷，对侧脚脚跟抬起，脚尖转向内侧45度。

动作过程

- 保持双脚位置不变，核心发力使身体内旋至直立状态，同时双臂向上屈肘至双手到达胸前位置，之后身体继续外旋至另一侧90度，双臂随之向同侧斜上方45度伸展。
- 保持该姿势2~3秒，恢复至初始姿势。重复该动作至规定次数。
- 换对侧方向进行同样的动作。

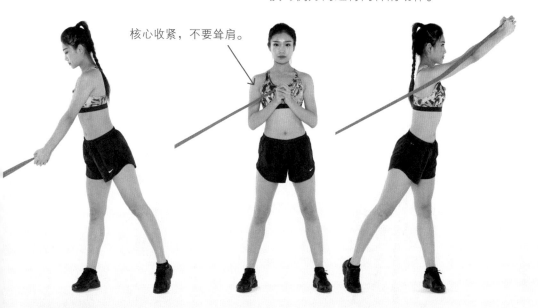

核心收紧，不要耸肩。

 小提示

身体旋转时呼气，还原时吸气；过程中如果手臂或腹部感到疼痛，应降低强度或立刻停止。

弹力带－站姿－双脚提踵

▶ 练习目的

加强小腿三头肌力量，有助于踝关节韧带损伤、跟腱断裂、跟腱炎的预防和康复。

▶ 主要肌肉

腓肠肌、比目鱼肌。

初始姿势

- 身体成直立站姿，目视前方，双腿并拢，双臂自然下垂，将弹力带中间置于双脚前脚掌之下，双手紧握弹力带的两端，保持弹力带有一定张力但不紧绷。

动作过程

- 保持躯干姿势不变，小腿后侧发力使双脚足跟向上抬起至最大限度。
- 保持该姿势2~3秒，恢复至初始姿势。重复该动作至规定次数。

 扫一扫，视频同步学

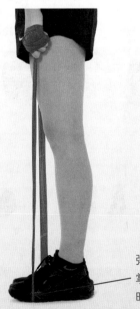

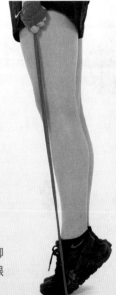

小提示

提踵时呼气，还原时吸气；过程中如果脚踝或小腿感到疼痛，应降低强度或立刻停止。

弹力带位置在前脚掌，避免抬起足跟时弹力带脱落。

弹力带－坐姿－伸腕练习

扫一扫，视频同步学

▶ **练习目的**

增强腕伸肌力量，有助于高尔夫球肘、网球肘、腕关节扭伤、腕管综合征、腕肌腱炎、腕屈肌拉伤的预防和康复。

▶ **主要肌肉**

桡侧腕伸肌、尺侧腕伸肌。

初始姿势

- 身体坐于与膝盖同高的椅子之上，躯干前倾约45度，双腿自然屈膝90度支撑身体。双膝分开与髋同宽，双脚前后略微分开，弹力带一端踩于前侧脚下，弹力带另一端握于同侧手中，拳心向下，保持弹力带有一定张力但不紧绷。握住弹力带侧手臂向前屈肘，肘关节置于膝关节之上，对侧手臂向内屈肘，手扶于膝盖之上。

动作过程

- 保持身体姿势不变，握住弹力带侧手臂前臂发力使腕关节向上屈曲至最大限度。

- 保持该姿势2~3秒，恢复至初始姿势。重复该动作至规定次数。

- 换对侧进行同样的动作。

🤸 **小提示**

伸腕时呼气，还原时吸气；过程中如果手腕感到疼痛，应降低强度或立刻停止。

核心收紧，上臂保持不动。

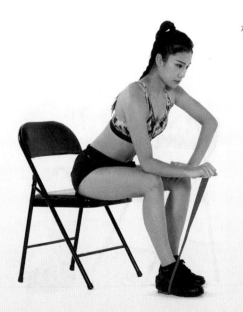
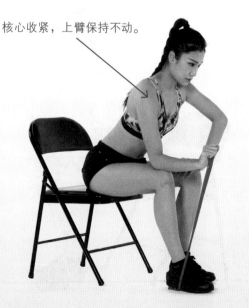

弹力带－坐姿－屈腕练习

▶ **练习目的**

增强腕屈肌力量，有助于腕关节扭伤、腕肌腱炎、腕伸肌拉伤的预防和康复。

▶ **主要肌肉**

桡侧腕屈肌、尺侧腕屈肌。

扫一扫，视频同步学

初始姿势

- 身体坐于与膝盖同高的椅子之上，躯干前倾约45度，双腿自然屈膝90度支撑身体。双膝分开与髋同宽，双脚前后略微分开，弹力带一端踩于前侧脚下，弹力带另一端握于同侧手中，拳心向上，保持弹力带有一定张力但不紧绷。握住弹力带侧手臂向前屈肘，肘关节置于膝关节之上，对侧手臂向内屈肘，手扶于膝盖之上。

动作过程

- 保持身体姿势不变，握住弹力带侧手臂前臂发力使腕关节向上屈曲至最大限度。

- 保持该姿势2~3秒，恢复至初始姿势。重复该动作至规定次数。

- 换对侧进行同样的动作。

小提示

屈腕时呼气，还原时吸气；过程中如果手腕感到疼痛，应降低强度或立刻停止。

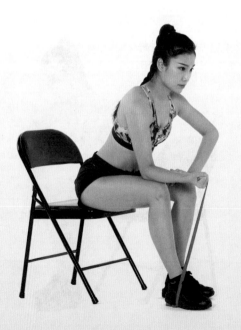

核心收紧，上臂保持不动。

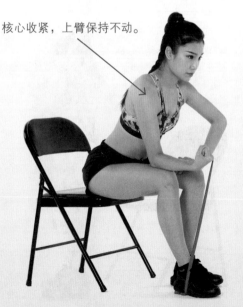

弹力带－向后拉伸踝关节

扫一扫，视频同步学

▶ 练习目的

提升踝关节灵活性，有助于踝关节韧带损伤、跟腱炎的预防和康复。

▶ 主要肌肉

腓肠肌、比目鱼肌。

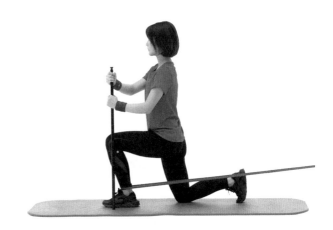

拉伸过程中保持身体稳定。

小提示

全程保持均匀呼吸；过程中如果腿部或脚踝感到疼痛，应降低强度或立刻停止。

初始姿势

- 身体单膝跪于垫上，躯干直立，目视前方。一侧腿在前屈髋屈膝90度，使大腿平行于地面，将弹力带一端固定于踝关节处，弹力带另一端固定于身后略高于脚踝的位置，保持弹力带有一定张力但不紧绷；另一侧腿在后屈膝90度。双臂前伸屈肘，双手握住一根长棍置于前侧腿的外侧前脚掌处，使长棍垂直于地面。

动作过程

- 保持躯干姿势不变，身体重心前移下压，前侧腿屈膝且踝关节背屈至小腿后侧肌肉有中等强度的拉伸感。

- 保持该姿势至规定时间。

- 换对侧腿进行同样的拉伸动作。

弹力带－向前拉伸踝关节

扫一扫，视频同步学

▶ **练习目的**

提升踝关节灵活性，有助于踝关节韧带损伤、跟腱炎的预防和康复。

▶ **主要肌肉**

腓肠肌、比目鱼肌。

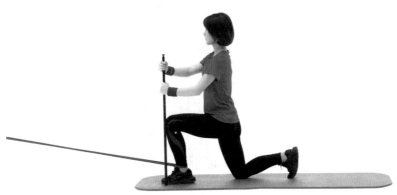

拉伸过程中保持
身体稳定。

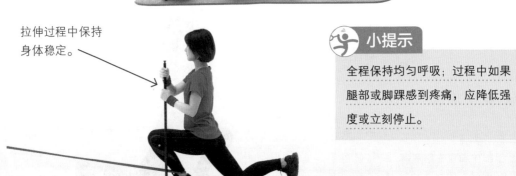

小提示

全程保持均匀呼吸；过程中如果
腿部或脚踝感到疼痛，应降低强
度或立刻停止。

初始姿势

- 身体单膝跪于垫上，躯干直立，目视前方。一
侧腿在前屈髋屈膝90度，使大腿平行于地面，
将弹力带一端固定于踝关节处，弹力带另一端
固定于身前略高于脚踝的位置，保持弹力带有
一定张力但不紧绷；另一侧腿在后屈膝90度。
双臂前伸屈肘，双手握住一根长棍置于前侧腿
的外侧前脚掌处，使长棍垂直于地面。

动作过程

- 保持躯干姿势不变，身体重心前移下
压，前侧腿屈膝且踝关节背屈至小腿
后侧肌肉有中等强度的拉伸感。

- 保持该姿势至规定时间。

- 换对侧腿进行同样的拉伸动作。

肩部画圈

▶ 练习目的

提升肩关节灵活性，有助于肩袖损伤、肩峰下撞击综合征的预防和康复。

▶ 主要肌肉

肩部肌群。

初始姿势

- 身体成直立站姿，目视前方，双脚分开与肩同宽，双臂自然垂于体侧。

小提示

全程保持均匀呼吸；过程中如果肩部感到疼痛，应降低强度或立刻停止。

动作过程

- 保持躯干和腿部姿势不变，肩胛骨发力，使双肩以肩关节为轴依次向前、向上、向后、向下缓慢环绕转动360度。
- 重复该动作至规定次数。

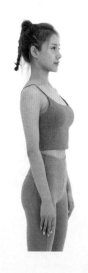
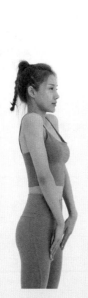
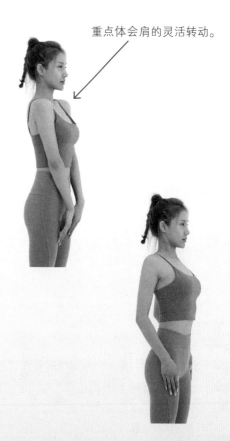

重点体会肩的灵活转动。

腕伸肌拉伸

扫一扫，视频同步学

▶ **练习目的**

提升腕伸肌柔韧性，有助于腕管综合征、腕关节扭伤、腕肌腱炎、腕伸肌拉伤的预防和康复。

▶ **主要肌肉**

桡侧腕伸肌、尺侧腕伸肌。

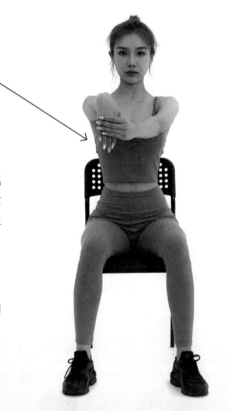

动作过程中整个身体保持不动，腰背挺直。

初始姿势

● 身体坐于与膝盖同高的椅子之上，躯干直立，目视前方，双脚分开略比肩宽，双腿自然屈膝90度支撑身体，双臂前伸，一侧手臂向下屈腕，掌心向内，指尖朝下，另一侧手置于屈腕手的手背之上。

动作过程

● 保持身体姿势不变，前侧手用力向身体方向按压屈腕手。

● 保持该姿势至规定时间。

● 换对侧手进行同样的动作。

其他角度

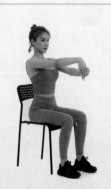

小提示

全程保持均匀呼吸；拉伸时如果手腕感到疼痛，应降低强度或立刻停止。

腕屈肌拉伸

扫一扫，视频同步学

▶ 练习目的

提升腕屈肌柔韧性，有助于腕关节扭伤、腕肌腱炎、腕屈肌拉伤的预防和康复。

▶ 主要肌肉

桡侧腕屈肌、尺侧腕屈肌群。

肘关节不要弯曲，手掌伸直。 ⟶

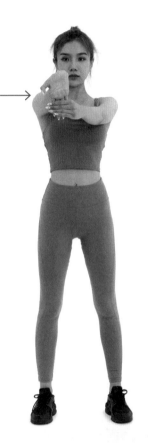

初始姿势

● 身体成直立站姿，目视前方，双脚分开略比肩宽，双臂前伸，一侧手臂向下屈腕，掌心向外，指尖朝下，另一侧手置于屈腕手的手指之上。

动作过程

● 保持身体姿势不变，前侧手用力向身体方向按压屈腕手。

● 保持该姿势至规定时间。

● 换对侧手进行同样的动作。

其他角度

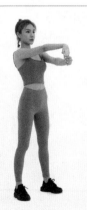

 小提示

全程保持均匀呼吸；拉伸时如果手腕感到疼痛，应降低强度或立刻停止。

149

手腕旋转

扫一扫，视频同步学

▶ **练习目的**

提升腕关节灵活性，有助于高尔夫球肘、网球肘、腕关节扭伤、腕管综合征、腕肌腱炎、腕伸肌拉伤、腕屈肌拉伤的预防和康复。

▶ **主要肌肉**

桡侧腕伸肌、尺侧腕伸肌、桡侧腕屈肌、尺侧腕屈肌。

初始姿势

- 身体成直立站姿，目视前方，双臂向前屈肘90度，双手伸展，五指分开，掌心向下。

动作过程

- 保持身体姿势不变，双手以腕关节为轴依次向上、向外、向下、向内缓慢环绕转动360度。重复该动作至规定次数。

小提示

全程保持均匀呼吸；过程中如果手腕感到疼痛，应降低强度或立刻停止。

动作过程中，整个身体保持不动，腰背挺直。

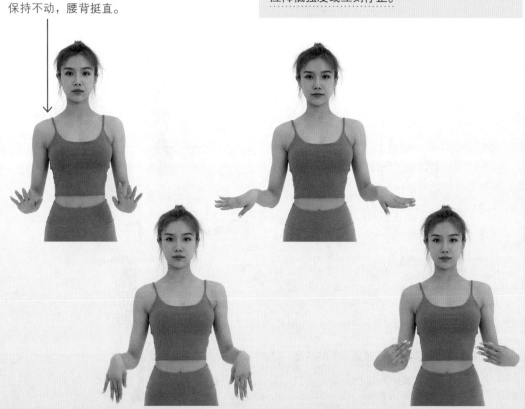

第9章

常见疑问与误区

1 打羽毛球没有扭到或崴到，也会出现肌肉、肌腱损伤吗？

羽毛球运动被认为是速度最快的持拍类运动，高水平的羽毛球运动对身体情况也有较高的要求。如果运动者自身肌肉力量不足、疲劳运动、技术动作不规范，不仅会提升膝关节扭伤等急性损伤的风险，还会提升反复应力性损伤的风险，即人们常说的劳损。例如，羽毛球运动常用的接球动作，弓步、探身、后撤、跳跃等都会对躯干和下肢产生相当大的负荷，反复快速前手过头击球或击反手球都会对上肢产生很大负荷，这些负荷超过身体耐受程度时，可能会产生肌肉、肌腱的微损伤，恢复不充分和微损伤积累，就会导致反复应力性损伤，例如髌腱炎、跟腱炎、网球肘等。

2 怎么跳跃扣杀更安全？

跳跃扣杀是羽毛球比赛中非常流行和有效的有观赏性的击球技巧。这种击球动作容易导致膝关节韧带损伤和踝关节扭伤。大多数职业羽毛球运动员和非职业的羽毛球爱好者都是一只脚起跳和一只脚落地完成跳跃扣杀。有学者认为，这种单脚技术是导致跳跃扣杀容易发生膝关节和踝关节损伤的原因之一。另外，相较于生疏的双脚技术，熟练的单脚技术不仅能让运动者获得更好的运动表现，也不容易产生多做变形出错导致的意外损伤。因此，建议初学者尽量少用跳跃扣杀，没有熟练掌握技术前可以尝试从双脚技术学起。对于习惯使用单脚技术的羽毛球爱好者，不必强行使用不熟练的双脚技术，重点是保持落地平稳，身体重心不偏移，不出现膝内扣。

3 为什么羽毛球运动会导致膝关节劳损性损伤？

羽毛球运动中，接球时常常需要做弓步或跳跃动作，快速地反复进行这些动作会对运动者下肢产生很大负荷。跳跃和弓步动作中，前脚接触地面时会产生垂直方向和水平方向的大负荷，对膝关节韧带和肌腱产生较大的扭矩，容易产生髌腱炎等损伤。

4 打羽毛球需要练腿部肌肉吗？

打羽毛球容易导致下肢关节损伤及肌肉拉伤，这些损伤和很多因素有关，其中就包括大腿肌肉的力量。大腿肌肉发达，可以减小弓步动作中，髌股关节的压力和髌腱张力。有研究发现，患髌腱炎的运动员的髌腱横截面积显著小于其他运动员，髌骨远端应力显著大于其他运动员。这些发现都提示了锻炼股四头肌的重要性。另外，锻炼下肢肌肉力量的同时，提升下肢稳定性，也能帮助降低意外扭伤的风险。

5 哪些人打羽毛球容易肩关节痛？

打羽毛球容易肩关节痛的因素通常包括过去1年内有肩痛经历、肩关节动力障碍、肩峰发育异常、动作不规范、球拍过重或球拍网线松紧度不合适。此外，竞技水平的羽毛球运动员，随着运动年限增加，每年肩痛风险会提升。

6 打羽毛球时哪些动作容易伤腰？

定位接球和跳起扣杀都与腰椎损伤有关。此外，上肢疼痛导致动作变形，也会提升腰部损伤风险。

7 如何挑选合适的羽毛球拍、绑带和拍线，以帮助自己提高运动水平并预防损伤？

挑选羽毛球拍时，应该注意以下4点。

首先，球拍的重量。球拍重量通常分为4个级别：4U，表示80~84g；3U，表示85~89g；2U，表示90~94g；1U，表示95~100g。要根据自身的力量和技术水平来选择球拍重量。通常建议初学者用轻的球拍，这样能够更容易地挥拍来完成各种击球动作。另外，使用轻的球拍挥拍时，腕和肩关节的负荷较小，也不容易受伤。当然，用较重的球拍击球时稳定性更好，不过，能正确地挥拍和打到球才是首先要考虑的。因此，羽毛球单打常用3U级别的球拍，双打由于需要更快的挥拍速度，常用4U级别的球拍。

其次，球拍的重量并不是均匀分布的，不同的球拍有不同的重量平衡点。按平衡点的位置可以把球拍分为3类，头重型、头轻型和平衡型。头重型球拍的平衡点靠近拍网侧，在挥拍速度和球拍重量相同的情况下，击球的力度更大，适合后场击远球使用。头轻型球拍的平衡点远离拍网，更容易掌控和快速挥拍，适合跑动较多、球落点不断变换的场景，如双打、中前场击球等。平衡型球拍的平衡点介于两者之间，是在自己不确定打球方式时的球拍选择。对于新手，可以从平衡型球拍开始，在建立自己打球风格后再购买头轻型或头重型球拍。

再次，球拍网线松紧度。球拍网线松紧度不同，按压或击球时，球拍网线凹陷的程度不同。对大多数羽毛球爱好者来说，按压或击球时，球拍网线凹陷程度为1mm较合适。在球拍有预绑网线时，可以通过张力数值进行判断，建议初始网线松紧度选择22~23磅。需要注意的是，网线的松紧度和击球场地的温度有关，温度较高时，网线张力会减小。

最后，球拍握把的大小和绑带。羽毛球拍握把的大小并不会决定平衡点的位置，握把小的球拍常常属于头轻型。所以，球拍的平衡点和球拍握把的大小需要根据自己的需求分别挑选。球拍的绑带常由两种材质构成——纺织布和合成材料。纺织布的好处是吸汗，但因此容易滋生细菌，需要经常更换。合成材料相对容易打滑，但可以很长时间才更换一次，适用于休闲打球的人群。

8 打羽毛球不仅会导致身体左右侧肌肉不平衡，还会导致同侧肌肉不平衡？

许多人关注身体优势侧（即右利手为身体右侧，左利手为身体左侧）与较弱侧之间的肌肉不平衡。当一个人在身体的同侧存在肌肉不平衡时，可能会有更大的问题。对于羽毛球运动员来说，同侧肌肉不平衡的负面影响往往表现在各种形式的损伤中。损伤的类型也往往反映了肌肉不平衡存在的地方。例如，在忽视大腿肌肉训练的同时，专注于构建上身进行强力的击打，会给膝关节带来更多的压力，导致膝关节损伤。又如，集中于强化肱二头肌力量，而忽略了肩部和肩袖肌肉的训练，可能导致肩部损伤，因为肩部肌肉不能再承受更快和更有力的肱二头肌运动带来的额外压力。因此，同侧肌肉的不平衡可能比身体两侧肌肉的不平衡更值得关注。

9 如何正确地热身以预防羽毛球运动导致的运动损伤？

羽毛球运动的热身应该从小负荷的运动开始，促进血液循环，可以进行简单的原地高抬腿或绕场跑步等。然后，依次拉伸各个肌肉和关节周围韧带。先做被动拉伸，然后做主动拉伸。拉伸时每个动作保持最大限度10~20秒。注意双侧都要拉伸。拉伸的动作选择有很多，常用的动作有向前弓箭步拉伸、侧向弓箭步拉伸、股四头肌拉伸、腕关节掌屈和背伸拉伸等。

10 如何挑选合适的运动鞋？

　　打羽毛球不一定需要专业的羽毛球鞋，但是需要根据运动场地和自身情况去挑选合适的运动鞋。如果场地光滑，需要选择防滑的鞋底。鞋的内部材质和鞋垫是运动鞋的技术核心。合适的鞋内底及鞋垫，应当具备有效的支撑和缓冲作用，从而减少反复应力性损伤；同时，能吸汗防滑，减少足底皮肤的损伤。运动鞋的重量也很重要，理想的运动鞋重量是250~400克，不应超过450克。最后，很重要的是，需要根据自己的足弓去挑选运动鞋。偏扁平的足弓需要有效的内侧鞋垫支撑；而较高的足弓，虽然不需要特殊的鞋垫支撑，但需要警惕合并踝关节足内翻的可能，若有这种情况，容易产生踝关节扭伤，需要穿合脚的运动鞋，必要时使用护踝及肌贴等运动防护用品。

11 患有网球肘时应该佩戴什么样的护肘？

　　网球肘的本质是桡侧腕伸肌腱的近端病变。患网球肘时，佩戴护肘的目的就是运动时保护病变的组织。为了达到这个目的，护肘首先需要足够长，能完全覆盖疼痛范围，并在远端有多余的部分。其次，需要远端加压收紧，这样在主动收缩桡侧伸肌的时候，张力会集中在收紧部位远端，以减小近端病变部分的负荷，保护病变的肌腱。在买不到专门的护肘时，可以通过对常规护肘远端进行加压包扎以达到类似的目的。另外，戴上护腕，能进一步减小桡侧腕伸肌腱受到的离心负荷。

12　青少年打羽毛球会影响生长发育吗？

羽毛球运动属于下肢负荷大的运动，青少年进行下肢负荷大的运动时，会发生骨骼生长的适应性改变。研究发现，常进行羽毛球等下肢负荷大的运动的青少年，会出现膝内翻的趋势，即容易产生O形腿。这可能是运动时对胫骨近端生长板的反复应力刺激造成的。

13　跟腱断裂后，如何选择进行保守治疗还是手术治疗？

跟腱断裂，经过及时、合适的石膏固定的愈合率，与不做此处理的愈合率无明显差异。手术缝合断裂的跟腱后，跟腱再断裂的风险更低，但会对下肢运动功能产生影响。另外，手术意味着更高的治疗费用，以及手术带来的皮肤创伤，还有手术后感染的风险。因此，运动功能需求高、跟腱再断裂风险高的人需要做手术。而运动功能需求不高、有糖尿病等易发生皮肤切口感染的人群不宜做手术。

14 跟腱断裂后应该打石膏还是穿跟腱靴?

跟腱断裂或跟腱手术后,固定跟腱的方式有两种——打石膏和穿跟腱靴。打石膏能够固定得更加贴和、牢靠,但脚不能踩地。穿跟腱靴则是通过使用内增高鞋垫的方式,维持踝关节跖屈的角度,类似于穿高跟鞋。穿跟腱靴,固定期间可能由于活动摩擦产生皮肤问题,但能够在固定期间用双脚行走,而且方便定期脱掉,以进行个人卫生清理。一般公立医院在治疗跟腱断裂的患者时,只用石膏固定,不建议患者回家后马上自行更换为跟腱靴,建议3~4周之后再更换为跟腱靴。

15 青少年髌腱和髌腱周围痛一定就是髌腱炎吗?

喜欢球类运动的青少年常会出现膝前痛,疼痛区域常常在髌腱和髌腱周围。其中相当一部分患者是患了髌腱炎,表现为髌腱疼痛和压痛。但有些患者的疼痛或压痛点位于髌腱远端或近端,这就需要考虑是否为别的损伤。髌腱远端疼痛还可能是胫骨结节骨骺炎导致的,常发生在骨骼正生长发育的青少年中。对胫骨结节骨骺的反复应力刺激,导致骨骺慢性炎症,可能还会出现骨骺分离,胫骨结节处明显突起。这类患者绝大多数在骨骼发育停止后都能自愈,在那之前,胫骨结节骨骺炎也和髌腱炎一样容易复发。胫骨结节骨骺炎的治疗方式与髌腱炎类似,主要通过调整活动方式和吃消炎药减轻炎症,进行康复训练可预防复发。髌腱近端止点痛可能是髌股关节病、髌股关节疼痛综合征、髌股关节软骨撕裂导致的。医生可能会建议患者通过膝关节磁共振成像检查进行鉴别。

16 髌骨软化到底是什么？

髌骨软化的病理学表现是髌骨软骨表面的病变。但是临床上，在没有进行膝关节磁共振成像检查时，非运动损伤专科医生可能用"髌骨软化"指代髌股关节的各种疼痛性病变，包括髌股关节软骨损伤、髌股关节病、髌股关节疼痛综合征，甚至膝关节滑膜皱襞综合征。因此，同样被告知"髌骨软化"，但可能接受的治疗不同。因此，建议髌骨软化的患者到运动损伤专科医院进行进一步诊治。

17 没有拉伤或摔伤过，还是可能产生肩袖肌腱撕裂吗？

肩袖肌腱是肩关节冈上肌腱、冈下肌腱、肩胛下肌腱和小圆肌腱的总称。因此，肩袖肌腱撕裂的本质就是肌腱撕裂。大多数肌腱撕裂都发生于急性损伤，但肩袖肌腱撕裂却常见于慢性损伤。这是因为肩袖肌腱撕裂和肌腱退变、反复过顶运动造成的微损伤有关。做过顶运动时，肩袖肌腱和肩峰之间的距离减小，发生挤压和摩擦，导致肩袖肌腱出现微小撕裂，这些微损伤逐渐累积，就产生了肩袖撕裂。因此，患者可能仅有慢性的肩痛病史，而无明显的急性损伤事件。

18　前交叉韧带重建术后为什么需要较长时间才能重返运动？

虽然前交叉韧带重建术后，肌腱和骨隧道在术后6周左右就会初步愈合，但医生却通常建议患者6~12个月后再重返运动。这是因为前交叉韧带损伤及前交叉韧带重建术后，大腿肌肉会发生萎缩，同时，膝关节本体感受器受损，需要相应的时间进行康复训练，才能逐步恢复下肢肌力、平衡力、本体感觉等膝关节运动功能。同时，自体肌腱做移植物的前交叉韧带重建后移植物的韧带化所需的时间超过1年。

19　为什么绝大多数膝关节前交叉韧带损伤需要做手术，而膝关节内侧副韧带损伤却往往不用手术治疗？

膝关节前交叉韧带和内侧副韧带都是膝关节重要的稳定结构，损伤后会严重影响膝关节功能，因此都需要积极治疗。膝关节前交叉韧带位于膝关节内，供血血管来自膝动脉的分支，从前交叉韧带的近端向远端蔓延。而膝关节前交叉韧带损伤大多数发生在近端，韧带断裂的同时，残端的血供也被破坏。同时，残端在重力作用下下垂，与近端止点分离。因此，前交叉韧带完全断裂后无法自行愈合，需要手术重建。而膝关节内侧副韧带损伤中，血供往往不会被破坏，且常常表现为部分撕裂，损伤后仍有部分纤维连续。同时，内侧副韧带即便完全断裂，若没有合并膝关节其他韧带撕裂，也可以通过石膏固定等方式让撕裂的韧带和止点保持相对连续，为愈合提供条件。

20 半月板损伤后做切除或缝合手术对以后运动的影响差别大吗？

半月板损伤的手术治疗有两种常见方式——切除和缝合。前者是通过切除半月板损伤部分，使半月板重新回到一个生物力学相对稳定的状态；后者则是利用缝线将损伤的裂口关闭，促进损伤半月板愈合，然后恢复生物力学稳定结构。因此，半月板切除术后的患者，手术相关创伤逐渐恢复后，即可重返运动，时间通常在术后1~3个月。但半月板缝合术后的患者，需要缝合的结构完全愈合之后才能重返运动，时间通常需要半年以上。另外，半月板的首要生物学功能是分散关节压力，减小关节软骨所受的负荷。半月板被部分切除后，可能比起缝合，患者更易得膝关节骨性关节炎，对运动寿命可能产生影响。

21 肌腱炎发作时，封闭治疗能快速缓解症状，为什么医生却建议先尝试别的治疗？

封闭治疗是指通过局部注射糖皮质激素和局部麻醉药，达到快速减轻局部炎症和疼痛的目的。人体肾上腺能产生糖皮质激素，主要生理作用是调节糖代谢和水钠代谢，对免疫细胞有抑制作用。注射的合成糖皮质激素与人体自身糖皮质激素作用相似，封闭治疗利用糖皮质激素对免疫细胞的抑制作用来达到消炎的目的。但若肌腱长时间暴露在糖皮质激素下，可能会发生脂肪变性等病变，皮下软组织可能出现脂肪萎缩。由于这些可能发生的副作用，医生往往会建议患者先尝试使用理疗、非甾体抗炎药等方式治疗，可能见效没有封闭治疗快，但副作用相对较少，且其他治疗失效后并不影响改用封闭治疗的疗效。

22 膝关节骨性关节炎患者需要降低打羽毛球的频率吗？

首先，打羽毛球之类的有氧运动对膝关节骨性关节炎患者的身心健康和膝关节功能都是有益的。运动强度达到耗氧量储备或心率储备的40%~60%适用于大多数关节炎患者。对于膝关节功能较差的个体，运动强度可下调至耗氧量储备或心率储备的30%~40%。按照上述强度进行运动，建议每周有氧运动3~5天，总共150分钟以上。对于不能适应的患者，根据个体的疼痛水平调整，控制诱发疼痛时间不超过10分钟。因此，膝关节骨性关节炎患者打羽毛球的频率是否需要降低，需要与自己以前打羽毛球的频率进行比较，同时根据目前关节炎的严重程度和诱发疼痛的情况进行调整。

23 前交叉韧带损伤后需要石膏固定吗？

不需要而且不建议石膏固定。前交叉韧带损伤后，韧带血供会被破坏，残端在重力作用下下垂，离开止点，关节会出现明显的不稳，同时，也会出现关节积血和滑膜炎症。石膏固定不能帮助前交叉韧带损伤愈合。同时，短期内，前交叉韧带损伤后的关节不稳不会使行走等日常活动中半月板、软骨损伤的发生率提升。因此，石膏固定没有显著的益处。同时，长时间石膏固定，加上关节内积血和关节炎的情况，会使关节囊粘连、关节僵硬，以及加重肌肉萎缩。值得一提的是，前交叉韧带损伤可能合并其他膝关节韧带损伤。前交叉韧带损伤合并后交叉韧带损伤或内侧副韧带损伤时，石膏固定可能是有益的，具体根据后交叉韧带或内侧副韧带的损伤情况决定。

24 反复崴脚后为什么会出现踝关节前方疼痛？

反复崴脚意味着可能存在慢性踝关节不稳定问题。而踝关节不稳定意味着在踝关节屈伸的过程中，可能伴随距骨的过度前移，使踝关节前方胫骨远端和舟关节面发生挤压，产生滑膜炎、骨赘和关节软骨损伤。骨赘会进一步加重踝关节屈伸时胫距关节的挤压和撞击。这一病理改变也被称为踝关节前方撞击综合征，是踝关节前方疼痛的常见病因。

25 跟腱炎反复治疗效果不佳的原因可能是什么？

跟腱炎是跟腱末端的反复疼痛导致的慢性劳损性损伤，不仅和运动、体重、肌肉力量等因素有关，也和足跟的发育有关。跟骨结节增生，可能会导致运动时跟腱和跟骨反复摩擦，以及和中间的跟腱前滑囊摩擦，最终导致Haglund综合征，即跟骨Haglund畸形、跟腱前滑囊炎、跟腱炎。虽然Haglund综合征症状和跟腱炎类似，但保守治疗难度增加，且易复发。患者通常会出现局部形态的异常，跟骨结节明显凸起。怀疑患Haglund综合征时，医生通常会对患者进行X光片检查，判断是否有Haglund畸形。Haglund综合征的患者可能需要手术治疗，纠正畸形，切除病变滑囊。

动作视频观看说明

本书提供了大部分训练动作的在线视频，您可通过微信"扫一扫"，扫描训练动作页面上的二维码进行观看。

步骤1

点击微信聊天界面右上角的"+"，弹出功能菜单（图1）。

步骤2

点击弹出的功能菜单上的"扫一扫"，进入该功能界面。扫描训练动作页面上的二维码，扫描后可直接观看视频（图2）。

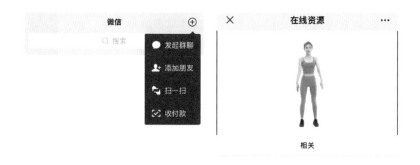

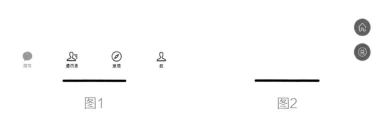

图1　　　　　　　　　　　　　图2

作者简介

周敬滨

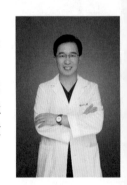

博士，国家体育总局运动医学研究所运动创伤外科主任，健康中国行动推进委员会专家咨询委员会委员，亚洲运动医学联合会执委，中国体育科学学会运动医学分会秘书长，中华医学会运动医疗分会常委，亚洲田径联合会医务委员会委员；曾多次作为医疗专家参加奥运会、亚运会等重要赛事；长期从事运动损伤的预防、治疗、康复和重返赛场的临床与研究工作。

钱驿

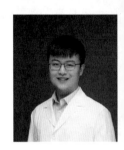

北京大学医学博士，国家体育总局运动医学研究所运动创伤外科医师，中国康复医学会运动系统疾病康复互联网工作委员会青年工作组委员；曾任国家单板滑雪集训队队医、国家花样滑冰队队医，曾为中国田径奥运会预选赛提供医疗保障服务，曾于国家艺术体操队、国家帆船帆板队、国家羽毛球集训队等国家队进行巡诊工作；曾参与《中国大百科全书》《运动的健康密码》及《运动不受伤：全民健身科学运动与损伤防治指南》等科普图书的编写。

高奉

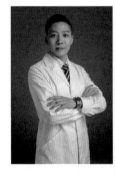

医学博士，国家体育总局运动医学研究所运动创伤外科副主任医师，中国体育科学学会运动医学分会副秘书长，北京医学会运动医学分会青委会副主任委员，中华医学会运动医疗分会上肢运动创伤学组青年委员，中华运动康复医学培训工程委员，中国康复医学会骨伤康复专业委员会运动损伤学组委员，北京康复医学会骨科康复专业委员会委员；《美国运动医学杂志》（中文版）、《中国体育科技》及《骨科临床与研究杂志》编委会成员；擅长各种运动损伤的保守与手术治疗，曾为多名国家队运动员进行诊治并保障其重返赛场；先后被聘为多支国家队的医疗专家组成员，以及国际、国内大型赛事医疗官；发表论文40余篇，参编、参译专著11部，拥有国家专利6项；作为主要负责人或参与人实施国家级及省部级课题研究20余项，2021年作为"构建国家队运动员伤病防治和疫情防控体系的理论研究与技术应用"项目的主要完成人获省部级科技一等奖。